U0333570

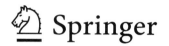

Robotics in Plastic and Reconstructive Surgery

整形与重建外科机器人手术学

主　编 ◎ [美]杰西·C. 塞尔伯（Jesse C. Selber）

主　审 ◎ 谷元廷

主　译 ◎ 吕鹏威　宋达疆

科学技术文献出版社
SCIENTIFIC AND TECHNICAL DOCUMENTATION PRESS

·北京·

图书在版编目（CIP）数据

整形与重建外科机器人手术学 / （美）杰西·C. 塞尔伯（Jesse C. Selber）主编 ；吕鹏威，宋达疆主译. -- 北京 ：科学技术文献出版社，2024. 8. -- ISBN 978-7-5235-1646-1

Ⅰ. R622-39

中国国家版本馆 CIP 数据核字第 2024CW4584 号

著作权合同登记号 图字：01-2024-3371

整形与重建外科机器人手术学

策划编辑：张 蓉 责任编辑：张 蓉 危文慧 责任校对：张吲哚 责任出版：张志平

出 版 者	科学技术文献出版社
地 址	北京市复兴路15号 邮编 100038
编 务 部	（010）58882938，58882087（传真）
发 行 部	（010）58882868，58882870（传真）
邮 购 部	（010）58882873
官 方 网 址	www.stdp.com.cn
发 行 者	科学技术文献出版社发行 全国各地新华书店经销
印 刷 者	北京地大彩印有限公司
版 次	2024 年 8 月第 1 版 2024 年 8 月第 1 次印刷
开 本	787×1092 1/16
字 数	160千
印 张	7.75
书 号	ISBN 978-7-5235-1646-1
定 价	118.00元

主审简介

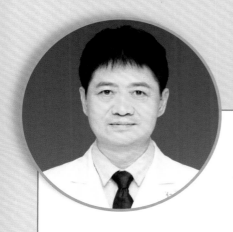

谷元廷

教授，主任医师，外科学博士，硕士研究生导师。郑州大学第一附属医院乳腺外二科主任。

【学术任职】

现任中国抗癌协会乳腺癌专业委员会委员，中国医师协会外科医师分会、乳腺外科医师委员会委员，河南省抗癌协会理事、乳腺癌专业委员会副主任委员等。

【工作经历】

1987年毕业于河南医科大学医学系，1994年获同济医科大学整形外科硕士学位，同年在郑州大学第一附属医院工作。2005年晋升普通外科主任医师，2006年获华中科技大学同济医学院外科学博士研究生学位。2008年任郑州大学第一附属医院乳腺外二科主任。

【所获荣誉】

发表论文50余篇，出版专著5部；获省科技进步奖二等奖、三等奖各1项，河南省教育厅科技成果进步奖二等奖1项，国家专利1项。

主译简介

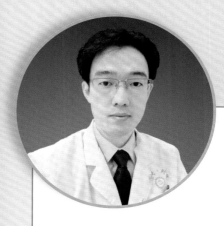

吕鹏威

副教授，副主任医师，外科学博士。郑州大学第一附属医院乳腺外二科副主任、东院区乳腺外科一病区主任。

【学术任职】

现任中国医药教育协会乳腺疾病专业委员会委员，中国抗癌协会肿瘤科普专业委员会委员，河南省健康科技学会乳腺专业委员会副主任委员，河南省预防医学会乳腺保健与疾病防治专业委员会副主任委员，河南省研究型医院学会医学科普专业委员会副主任委员，河南省人工智能与机器人医用学会常务理事等。

【专业特长】

从事乳腺专业近20年，擅长乳房重建手术、术中放射治疗、达芬奇机器人手术等。

【所获荣誉】

发表学术论文20余篇；主译专著《乳腺癌普拉提康复疗法》，主编科普专著《探秘乳房》；获河南省医学科技奖二等奖1项；主持河南省医学科技攻关项目1项。

主译简介

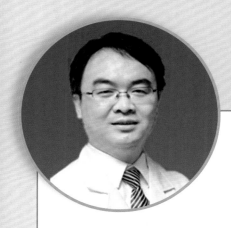

宋达疆

教授，主任医师，外科学博士，硕士研究生导师。湖南省肿瘤医院肿瘤教研室副主任、学科带头人。

【学术任职】

现任中华医学会整形外科学分会乳房学组委员，中国康复医学会修复重建外科专业委员会体表肿瘤整形学组副组长兼秘书、全国青年委员，中国抗癌协会肿瘤整形外科专业委员会全国委员；担任《中华整形外科杂志》通讯编委，《组织工程与重建外科》杂志编委等。

【专业特长】

在修复重建外科、显微外科、肿瘤整形外科等领域长期接受严格、高水准的专业培训，积累了丰富的临床基础知识和经验。

【所获荣誉】

发表学术论文100余篇；主编英文专著1部、中文专著3部，主译英文专著8部；获湖南省科技进步奖二等奖1项，湖南省医学会科技进步奖二等奖1项；主持湖南省自然科学基金面上项目2项。

译者名单

主　审：谷元廷

主　译：吕鹏威　宋达疆

副主译：王子函　杜正贵　苏士成　陈　阔

译　者：（按姓氏笔画排序）

王子函	北京大学人民医院	宋达疆	湖南省肿瘤医院
王芳芳	郑州大学第一附属医院	张兆祺	上海交通大学医学院附属第一人民医院
代志军	浙江大学医学院附属第一医院		
吕鹏威	郑州大学第一附属医院	张晓斌	兰州大学第一医院
朱　丽	上海交通大学医学院附属第一人民医院	张聚良	空军军医大学第一附属医院
		陈　阔	郑州大学第一附属医院
刘　棣	西安交通大学第二附属医院	陈　慧	首都医科大学附属北京朝阳医院
刘春军	中国医学科学院整形外科医院	武　力	兰州大学第一医院
闫泽晨	郑州大学第一附属医院	范　威	华中科技大学同济医学院附属肿瘤医院（湖北省肿瘤医院）
许雅芊	北京大学人民医院		
苏士成	中山大学孙逸仙纪念医院	金广超	山东第一医科大学附属中心医院
杜正贵	四川大学华西医院	赵海东	大连医科大学附属第二医院
杨　鑫	上海交通大学医学院附属第九人民医院	贾中明	滨州医学院附属医院
		柴祎超	西安交通大学第二附属医院
杨犇龙	复旦大学附属肿瘤医院	倪　超	浙江大学医学院附属第二医院
何留生	广西壮族自治区人民医院	高宇奎	皖南医学院第一附属医院
谷元廷	郑州大学第一附属医院	赖鸿文	中国台湾省彰化基督教医院
邹全庆	广西壮族自治区人民医院	穆　蘭	海南医学院第二附属医院

原书前言

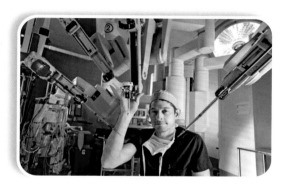

　　获悉*Robotics in Plastic and Reconstructive Surgery*得以出版，我备感荣幸。在各行业日益全球化的背景下，外科手术技术也在持续变革。技术的创新丰富了手术方式，也解决了传统手术中无法克服的众多难题。机器人手术技术的发展，使得外科医师可以完成真正的无接触操作。本书重点介绍了此种技术在整形外科领域的应用。

　　手术机器人系统研制之初，受到了美国国家航空航天局和军方的资助，目的是为缺乏外科医师的战争地区或空间站提供远程手术。然而，此类远程手术的设想在短期内并未能实现，后来该技术被授权给达芬奇机器人手术系统制造商——直觉外科公司，该公司为心脏外科设计了第一代手术机器人。虽然该技术在当时还不成熟，但是有些富有创新精神的泌尿外科医师将该技术应用于前列腺手术，现代机器人手术的时代就此开启。

　　目前，机器人已经在许多外科的微创手术中占据主流地位。整形外科在该领域起步较晚，不过在本书中读者可以看到，机器人重建手术的多个关键技术已经取得进展，本书中将重点介绍此类成果。

　　本书内容不仅涵盖机器人技术在整形外科中的应用，还包括乳腺外科、泌尿外科等其他科室的器官重建手术。此技术与整形外科有所交叉，如乳腺外科的乳房重建、泌尿外科的管腔吻合等。

微创是手术机器人的一个突出优势。本书总结了微创功能的应用，如机器人腹直肌切除术和阔筋膜切除术。该术式避免了开腹手术中较大的切口，完成了从开腹手术到微创手术的过渡。同样，我们还以肱二头肌机器人手术为例，阐述了该治疗模式的改变。机器人不仅能进行手术探查，还能进行显微神经修复和移植，还会使早期手术探查和修复技术取代传统的随访观察，成为治疗闭合性臂丛神经损伤的主要方法。

手术机器人的另一个优点是精确性。在整形外科中，我们进行的每一台手术几乎都要求高度的精确性。机器人能100%消除手部震颤，活动比例可达5∶1，具有超高的精确度。机器人显微外科已成为提高外科医师能力和造福患者的典范。在本书中，我们强调了机器人显微外科培训的学习曲线及显微机器人在显微外科手术实践中的优势。此外，新的机器人显微外科平台有望彻底改变显微外科技术，提升外科医师吻合微小管腔结构（如淋巴管）的能力。

机器人乳腺切除术和机器人腹壁下动脉穿支皮瓣乳房重建术是本书中令人振奋的最新进展之一。多年来，保留乳头乳晕的乳腺切除术一直困扰着乳腺外科医师，因为器械很难进入远离切口的乳房边缘区域，机器人有望完美解决这一难题。在过去的20余年中，使用腹壁下动脉穿支皮瓣进行乳房重建一直是自体乳房重建的"金标准"，但该手术的主要缺点是可对腹壁造成破坏，而且几乎没有新的有效技术可避免这种破坏。利用机器人进行腹壁下动脉穿支皮瓣手术，我们首次能够通过极小的单一筋膜切口，以微创的方法获取拥有完美长度的血管蒂和理想口径的腹壁下动脉穿支皮瓣，通过这种保护腹壁的技术，将显著降低腹壁并发症的发病率。

经口机器人头颈部及颌面手术，是外科医师为治疗早期癌症开发的一个独特术式。在本书中，我们将对该技术进行探讨，并探索其如何改变目前传统的手术方式。

目前机器人外科仍处于早期发展阶段，但将进入技术发展的提升期，届时我们将拥有更小巧灵活的机器人设备、更完美的实景增强系统、更快的手术数据算法、更高的操作精确度、栩栩如生的触觉，以及超乎想象的数据处理速度。对使用机器人的外科医师来说，一个非常激动人心的时代即将到来。本书描述了令人兴奋的早期技术尝试，请读者尽情发挥想象力，不仅着眼于机器人外科当前的应用，还应更加关注于未来的无限可能。

Jesse C. Selber

Houston, TX, USA

中文版前言

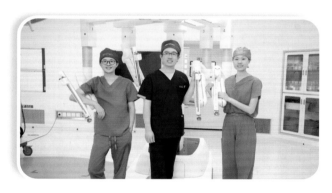

    在希波克拉底时代，古希腊医师已经开始使用金属探针、刮刀等器械进行外科手术。同时期的中国名医扁鹊对砭石、针灸、外科手术也样样精通。千百年来，科技的进步与手术器械的更新一直改变着外科医师的临床实践。

    20世纪初，人们开始探索腔镜技术。20世纪80年代已经出现较为成熟的腹腔镜胆囊切除手术。之后的数十年，腔镜技术在普通外科、泌尿外科、妇科等专业得到了广泛应用。在整形与重建外科领域，"微创"与"美观"一直是医师们追求的目标。腔镜的出现改变了一些手术的入路与术式，如隆乳术、乳房重建手术、面部年轻化手术等。新的技术使术野更加清晰、术后的瘢痕更加隐蔽。

    外科机器人手术系统是近年来兴起的集机器人技术、计算机控制技术、图像处理技术、微机电技术、传感技术、机械制造等综合科技与临床需求相结合的多学科交叉技术，其突破了人类眼和手的功能极限，扩展了腔镜外科的领域，使微创手术真正实现了"人机合一"。

    机器人手术系统在以腔镜为优势技术的传统学科中发展迅速，如妇科、泌尿外科等，同时也为整形与重建外科的手术方式提供了创新的无限可能。

美国M.D.安德森癌症中心整形外科的杰西·C.赛尔伯（Jesse C. Selber）教授，在全球范围内较早地进行了机器人整形重建手术的尝试，其探索的术式包含了腹壁下动脉穿支皮瓣乳房重建术、保留乳头乳晕的乳腺切除术联合假体乳房重建术、经口面部及头颈部手术等。由于机器人整形与重建外科起步较晚，缺乏技术路线与规范，杰西·C.赛尔伯教授把自己的经验汇集成此书，使其成为国内外为数不多的机器人整形重建专著之一。

郑州大学第一附属医院乳腺外科团队近年来一直致力于腔镜及机器人乳房肿瘤整形手术，在假体乳房重建、背阔肌组织瓣乳房重建、隆乳术、男性乳腺发育腺体切除术等多种术式中积极尝试，在较短的时间内积累了上百例机器人手术经验，摸索出一整套机器人手术流程。

为了让国内同行有更多的机会接触到机器人手术，译者团队邀请了国内10余家三甲医院乳腺外科、整形外科、泌尿外科、头颈外科、口腔颌面外科等专业的临床一线专家翻译出版此书，供同道们一起学习、进步。

苟元迁
吕鹏威
宋连强

2023年9月

目　录

第一章
机器人显微外科训练

Savitha Ramachandran, Taiba Alrasheed, Alberto Ballestín

Yelena Akelina, Ali Ghanem

机器人手术平台在微创外科的应用中有两大优势：一是具有可视化的实景增强系统，可将视野放大6~10倍，使手术视野更加清晰；二是具备更好的操作精准度[1-2]，例如，机器人手臂震颤经过完全过滤和高达5∶1的灵活缩放，使手术机器人具有远超人类手臂操作的精准度[4-5]。

机器人最早应用于微创外科的报道始于21世纪初，在过去的10年间，越来越多的文献数据证实了机器人显微血管外科手术的可行性。如今，机器人手术的应用场景已经扩展到重建外科领域，并且技术在持续革新。尤其在经口的颌面重建手术中，与传统手术入路相比，机器人手术具有更加显著的优势[3]。目前，一些外科医师已经开始使用机器人进行显微外科手术，如周围神经吻合、输精管术后再吻合、皮瓣获取、微小血管吻合和淋巴管-静脉吻合术[2、5-8]。该项技术发展十分迅速且可以极大地改善患者的预后[9-10]，因此年轻的显微外科医师必须掌握机器人手术相关技能，才能更好地跟上时代发展的脚步。

一、显微外科教学方法

世界各地的显微外科培训各不相同，课程的学习时间也略有差异，但大多数中心安排的培训时长为35~45小时（5天）[11]，部分机构在基础课程之外，还开设了高级课程。2011年，显微外科教育领域的专家们联合成立了国际显微外科模拟学会（International Microsurgery Simulation Society，IMSS），旨在促进显微外科教育培训的标准化[12]。

显微外科是一项难度极高的技术，它要求外科医师必须具备良好的手术技能，还需要他们接受细致的专业指导和大量的实践训练。理想状态下，显微外科手术教学需要在专用的临床模拟实验室中进行，并且教学过程中应使用高质量的手术显微镜、器械和缝合线，同时选择非动物和动物模型，如塑料材料、鸡腿和活鼠[13-16]。调查显示，外科医师通过参加显微外科课程培训能够显著提高手术技能，从而明显提升手术质量。

显微外科基础课程的首要目标，一是教会学员适应不同放大倍率的手术显微镜，以及操作显微仪器和练习显微缝合；二是学习人体工程学，如手术时的姿势和手部的摆放。上述学习可以在非动物模型上进行。学员在掌握相关技能后，便可以在动物模型上进行训练，如在直径约1 mm的大鼠血管上进行吻合操作。每一次训练，学员都应该从仔细解剖血管开始，并且每一步都要用显微镜进行放大，以确保能够轻柔、小心地处理脆弱的组织。在这个过程中，学员需要掌握的缝合技术包括端-端吻合、端-侧吻合、静脉移植和坐骨神经的神经外膜修复。每个学员必须先完成动脉-动脉吻合和静脉-静脉吻合，再逐渐过渡到动脉-静脉吻合，然后进行移植物和神经的吻合训练，再逐渐学会吻合更脆弱的组织，最后才能进行更加复杂的操作。

对教学方法的研究表明，小班化教学、逼真的模型训练和培训的自我评估能够加快学员对显微外科技能学习的速度[17]。

目前，全球只有一个中心能够提供专门针对机器人显微外科手术的培训课程，即法国的斯坦尼斯拉斯（STAN）研究所。他们每年开设一次培训课程，专门为那些训练有素的显微外科医师提供机器人手术技能培训。具体的课程设置可以从他们的网站上找到[18]。

一名经过培训的显微外科医师，能否将以前掌握的显微外科手术技能成功运用到机器人显微外科手术中，是培训的另一个考量点。Karamanoukian等进行的一项研究，比较了训练有素的血管外科医师和中等水平的外科住院医师使用机器人进行显微血管吻合术的差异[19]，结果发现，两组之间没有明显差别。因此认为，先前的显微外科手术经验似乎并不影响机器人显微外科的学习曲线。Ramdhian等对比了完全没有经验的外科医师使用机器人进行血管吻合和标准显微外科血管吻合的学习曲线，结果显示，虽然外科医师进行标准显微外科吻合的学习曲线比使用机器人吻合更快，但二者差异无统计学意义[20]。

从目前的文献中，我们可以清晰地了解到，用于显微外科评估和训练的工具已被应用于机器人显微外科训练中，而以技能提升为目标的显微外科培训课程将会极大地推动机器人显微外科结构化教育的发展[9, 21]，但高成本是制约机器人显微外科手术发展的主要因素，同时也是限制机器人显微外科培训课程和手术培训发展的主要因素。一般而言，为期一周的标准显微外科培训课程的平均费用为2000美元[22]，而斯坦尼斯拉斯（STAN）研究所为期一周的机器人显微外科课程费用为6000美元。目前，大多数培训中心的模拟实验室中没有机器人显微外科训练所需要的机器人设施，并且培训实验室的布置也达不到相关要求（图1.1）。然而，随着技术的进步和机器人手术性价比的提高，机器人显微外科被认为是一个具有巨大发展潜力的领域。因此，我们应该坚持不懈地推动机器人显微外科培训教育。随着外科技术革新时代的来临，教育和培训的标准化也会促使医师在保持现有技能的基础上不断发展新技能[10-11, 23]。

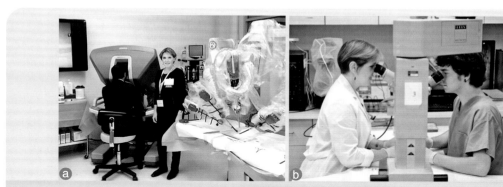

a.使用达芬奇机器人手术系统（直觉外科公司，美国加利福尼亚州桑尼维尔市）的实验室培训课程；
b.为显微外科设立的实验室培训课程。

图1.1　机器人显微外科的教学

二、显微外科和机器人显微外科技能的评估

之前，机器人显微外科的培训和评估主要使用的是传统显微外科培训教育的学习资料[9]，采用的是传统的学徒制（Halsteadian）模式[24]。最近的大量证据表明，具有标准化课程和可衡量培训终点的技术培训是最好的系统传授方式[25-27]。因此，医学培训教育和其他高风险的复杂技术培训（如驾驶战斗机或核电站的运行）一样，应该更倾向于以提升能力为根本的培训教育模式。过去10年中，培训机构就"以能力为本的外科培训"这一主题发表了大量文献，积极支持开发以能力为本的显微外科课程[24, 28-29]。总结起来，显微外科的教育研究

主要集中在三个方面：①评估显微外科技能的学习成效；②完善模拟显微外科的培训工具；③探索显微外科的教学方法[11, 17, 30-31]。

手术技能评估有两大内容：教学和评价。技能评估既可以帮助老师在教学过程中进行结构性评价，也可以作为总结性评价[25]。米勒三角由Koptain在1971年开发[31]，是最早用于个人技能评估并对技能学习进行结构化评价的工具之一，该工具为特定任务条目的各个步骤分配了三点李克特量表。Reznick等将其改编为结构化技术技能评估表（structured technical skills assessment form，STSAF）并作为外科技能评估的工具[32]，后来又对此进行了验证，进一步优化为客观结构化技能评估工具[33]。

2003年，Grober等改良了客观结构化技能评估工具和其他之前已经过验证的条目，并将其用于显微外科的评估体系[33]。此后，一些专家进一步修改并引入了用于客观评估显微外科技能学习情况的全面性评定量表[34]。该量表作为一种评估和反馈工具，被用于确认显微外科的学习曲线，从而加快住院医师掌握手术技能的速度[35]。

客观的评估工具对于开发以能力为本的课程至关重要，同样的原则也适用于机器人显微外科手术技能的评估和训练。于是，2014年专家们引入了机器人显微外科手术技能结构化评估系统[36]。这一系统的独特之处在于，其结合了先前经过验证适用于显微外科手术和机器人手术的评估参数[36]。机器人显微外科手术技能结构化评估采用3个参数来评估常规显微外科技能，即灵巧性、视觉空间感知能力和操作流畅程度。机器人操作技能包括5个附加参数，即镜头移动、深度感知、手腕关节、无创持针和无创组织处理。每个参数的得分从1分到5分，1分代表最差，5分代表最好。整体表现和整体技能水平也被独立评估（表1.1）。

表1.1 机器人显微外科手术技能结构化评估

手术技巧		操作的熟练程度		
显微外科手术技巧		1	3	5
灵巧性	双手灵活性	缺少非优势手的使用	偶尔不太顺畅地使用非优势手	双手灵活共同操作
	组织钳夹	不必要的外力经常会造成损伤	操作谨慎，但是偶尔会有不经意的组织损伤	自始至终操作得当，极少有组织损伤
视觉空间感知能力	显微缝合	经常发生缝合缺失且针脚不均匀	偶尔发生针脚不均匀	缝合细致且针脚均匀
	打结技术	不牢固的绳结	偶尔发生别扭的打结同时松紧度不合适	打结细致且均匀
操作流畅程度	运动	许多重复且非必要的移动	高效但是仍然存在一些不必要的移动	高效的移动，效率最大化
	速度	每一步操作都耗时过多，灵活性较差	时间高效但也存在一些不必要的重复性动作	出色的速度、高超的灵活性、无不恰当的动作

续表

手术技巧	操作的熟练程度		
机器人手术技巧	1	3	5
镜头移动	无法保持稳定及合适的视野	偶尔离开操作焦点或者视野不合适	始终保持在操作焦点及合适的视野
深度感知	经常无法判断空间距离	偶尔夹空	始终能够准确判断空间距离
手腕关节	少量怪异的腕部动作	偶尔发生不合适的手腕运动和角度	全程充分地使用器械
无创持针	时常折弯/破坏针	偶尔折弯/破坏针	自始至终没有损坏针
无创组织处理	经常不合适地抓取/破坏/过度牵拉组织	偶尔不合适地抓取/破坏/过度牵拉组织	始终保持轻柔的组织处理

资料来源：经许可转载自Selber和Alrasheed。

迄今为止，尚没有针对显微外科评估"金标准"的共识，目前全面评分量表仍然是最容易获取和应用的工具[35]。此外，其他文献中曾描述和验证过的客观评估工具还有手部运动分析（hand motion analysis，HMA）[31，37]，它通过使用一种三维空间工具跟踪手部运动，并已经率先应用于腹腔镜手术[37]。目前有6篇文献报道证实该工具已经用于显微外科培训当中。现已开发的用于评估手部运动的两种技术，主要是基于手部运动电磁传感器和红外摄像机，通过测量操作人员手上反射器的距离来监测手部运动[38-39]。

此外，虚拟现实模拟技术已在腹腔镜手术中得到了开发和验证。其通过使用诸如完成任务的时间和移动效率等以结果为导向的指标，证明了在腹腔镜手术中的建构效度[40]。然而，由于缺乏触觉反馈，其在显微外科评估和培训中的应用受到一定限制。

目前，在外科培训教育课程中，基于虚拟现实模拟技术的机器人训练系统已得到良好的应用，有6种虚拟现实模拟器平台可用于机器人手术：①达芬奇技巧模拟器；②达芬奇模拟训练器；③增强现实技术模拟器；④手术模拟教学平台模拟器；⑤机器人手术模拟器；⑥RobotiX导师[41-42]。虽然这类平台尚未在机器人显微外科模拟技能训练中进行过探索，但它们可能是未来机器人显微外科训练和评估的潜在工具[35]。

三、模拟模型

采用何种训练模式是显微外科培训的另一个研究热点。一旦建立了理想的训练模式，就可以高效完成大量教学任务，然后验证客观评估工具，绘制学习曲线，进一步设计出定制化的培训模式，并将其用于不同的课程、学员和讲师。

Ilieet等将显微外科训练模型分为5部分[43]。

（1）手术区的基本操作、移动和定位。

（2）各种打结的方式/原则——切缘的对合、非优势手的运用、可变形形式。

（3）三维模型。

（4）真实的组织感受。

（5）虚拟现实培训人员。

采用合成制造的低仿真度的工作模型，如硅胶管，具有很高的性价比，并有助于训练基本技能，如手术视野、机器人调整和一些器械的处理，但是除了基本训练，关于使用这类设施预测训练有效性的报道很少[44]。目前，已经开发了一些培训平台专门用于机器人显微外科的学习（图1.2）。有意思的是，Parekattiletal报道可使用乐高作为训练工具[20]。更复杂的模拟模型，如真人大小的口腔模型已经被开发出来进行腭裂手术的模拟训练，并且已用于口腔内机器人的手术训练[25]。

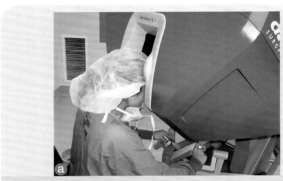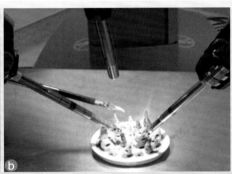

a.外科医师使用达芬奇机器人手术系统控制台；b.达芬奇机器人手术系统干式实验室培训平台。

图1.2 机器人显微外科训练实验室

模拟训练的下一步，是将令人信服的训练技能整合到现实手术中[25]。解剖结构和生理组成部分必须在操作过程中进行模拟训练。非活体动物模型，如大鼠主动脉、鸡大腿或人类尸体可以模拟操作过程中的解剖结构，通过训练可提升学员的组织处理能力和组织分离技巧。美中不足的是，术者无法在该模型中体验到活体动物组织的生理特性[14, 45]。因此，为了获得完整的真实体验，活鼠之类的高保真模型在显微外科训练中至关重要，但目前由于伦理问题的限制，获得活体动物训练模型较为困难。

大鼠的血管神经显微解剖结构及缝合主要有3种手术入路方式，分别是颈部、腹部和腹股沟。通过这3种入路方法，学员可以学习如何解剖和制备0.5 ~ 2.0 mm的微血管，并在不同的血管上进行操作训练，如颈动脉、颈静脉、主动脉、腔静脉、股血管和腹壁血管。

外科医师可以使用这种血管来训练传统的显微外科技术，如端-端吻合、端-侧吻合、静脉移植、搭桥、房室瘘和微血管游离瓣等。除血管以外，大鼠的后肢还可用于坐骨神经外膜或神经鞘膜吻合的训练。Parakettiletal还建议在机器人显微外科手术训练中使用蚯蚓作为活体动物模型[20, 46]。

四、显微外科学习曲线

学习曲线被定义为完成某一特定手术所需的病例数[30]。随着全面评分量表等显微外科客观评估工具的应用，学习曲线也被越来越多地用于显微外科培训教育，以反映训练过程中获取的知识和技能的提高程度[21]。这类工具通过对技术水平的客观评估，来比较不同手术入路的技术标准。显微外科的学习曲线可以在显微外科模拟实验室中验证学员的模拟技能水平，从而建立显微外科的安全临床阈值[12, 47]。学习曲线的终点容易测量，但是从根本上来说分辨水平较低，因为它不能提供学习成效的客观定义，也不是学习效果的直接标志[48]。

此外，在临床场景中定义学习曲线具有一定的挑战性[30]。不同患者的解剖结构差异、手术条件、外科医师的因素和其他各种临床情况，均会导致对学员的评估存在偏移[47]。显微外科吻合是评估技能和定义学习曲线的理想模型，因为这是一项具有明确步骤和顺序的特定任务[21, 34]。使用固定尺寸的模型和特定的技术方法不仅能使教学模式具有极高的可重复性，还能将其对不同学员技能训练的敏捷差异影响降到最小。

Alrasheed等证明了通过使用已建立的模型进行机器人显微外科手术技能结构化评估，可使不同群体的机器人显微外科手术技能得到提高[36]。研究显示，在经过机器人显微外科培训阶段后，每个学员的整体技能水平都有了显著提高。尤其在操作时间上，从一开始的技能迅速提高，到随后进入逐渐改善阶段，所有学员的操作时间下降了9分钟至1.2小时。研究发现，拥有传统显微外科手术经验可以在某些方面提高使用机器人系统的熟练程度。但研究同时也发现，所有学员都可以通过少量机器人手术的特定训练，熟练掌握显微外科吻合的技术，表明之前没有显微外科经验的学员也可以很好地掌握机器人显微外科技术。由此看来，机器人显微外科平台具有一定的固有优势，这对于明确其地位具有重要意义。为了能够更加系统、可控地开展培训教育，Alrasheed等还开发了经过验证的吻合模型评估工具和一个广泛意义上的学习轨迹[36, 45]。

总之，机器人显微外科起步迅速，并且具有相对较短的学习曲线。随着机器人显微外科平台的进一步发展和显微外科培训教育课程的不断完善，传统显微外科的临床适应证将会发生改变，而机器人显微外科手术的应用将会越来越广泛。同时，技术的不断创新也会带动外科医师学习更加先进的技术，进而提高手术质量。

·参考文献·

第二章

机器人技能评估：外科手术众包评估及整形外科的未来方向

Thomas Lendvay, James Smartt

一、简介

外科医师的技术水平将直接影响患者的治疗效果[1]。相关资料显示，每年有40余万人死于医疗失误，其中1/3归因于外科手术失误。因此，医疗失误已超过糖尿病、卒中和创伤，成为美国居民的第三大死因[2]。目前教育工作者已经认识到，如果依赖于Halsteadian模型的培训方式，即由一名或几名导师决定受训者的晋升，那么可能会导致学员的技能熟练度相差较大。因此，医学教育需要转向更加标准化和共识驱动的培训模式。此外，医院也试图通过采用更为客观的同行评审使认证流程更加标准化，其目的是在临床医师发生失误之前调整与优化临床技能的各个方面。外科手术非常依赖于手术者的技术技能，因此培训不仅要提升手术者的认知水平，还应该在提升技术技能方面多下功夫。在一个每年进行5100万次手术的国家，如何扩大手术技能的评估与反馈仍是一个挑战[3]。本章将重点介绍一种快速、可扩展、实用的技术评估方式——技术技能众包评估的演化和验证。

二、外科教育的评估现状

美国约有13.5万名执业外科医师和2万名外科实习生[4-5]，美国医学研究生教育认证委员会（Accredited Council of Graduate Medical Education，ACGME）为受训者提供了整个培训过程的评估模板，并负责监督和监测住院医师培训计划的执行情况。2012年，ACGME首席执行官Tom Nasca创建了"里程碑项目"，采用核心胜任力来评估实习生的能力水平，其中外科技能是六大核心胜任力之一，ACGME将技术技能子领域的具体评估方法分配给各外科学科自行制定。尽管各外科学科均由住院医师培训审查委员会（Residency Review Committee，RRC）监管，该委员会也发布了各学科受训者必须达到的关键里程碑，但是各个项目仍依赖于个别教师对里程碑的"评分"，使得评估过程存在内在偏见。因为ACGME公布的各项里程碑上受训者得分有逐年递增的趋势，所以我们期望学员可以在大多数领域达到毕业或具备更高水平。但是，由于住院医师培训项目必须让受训者在规定的培训时间内毕业，考虑到项目还需要协调额外的资源和进行统筹安排，以及对晋升后受训者的影响等多方面因素，因此在每个计划规定的毕业时间之外很难对受训者进行补充培训。

三、认证

尽管住院医师培训中存在如何评估实习生能力的规则框架，但是在临床实践环境中医院对于外科医师的认证完全自主。美国当前缺乏标准的认证指导方针，医院对外科医师进行认证和授权的流程更多依赖于住院医师的毕业证明和同行推荐信（通常由入职的外科医师选择）。一些更先进的医院则采用导师制度，通过让高级外科医师（通常来自同一医疗机构或实践团队，或外聘导师）跟踪考察新医师的几个病例，以评估他们的适应性、判断力和技术技能。由于外科医师的经验与患者的治疗结果密切相关[6-7]，因此医院的认证机构倾向于采用外科医师每年完成特定病例的数量作为允许其继续进行特定手术的依据，但是病例数量的标准是随意设置的，并没有遵循数量与熟练度之间具有量效关系的证据。由于每个外科医师在技能发展方面的速度不同，因此这种"一刀切"的方法并非最优选择。在引入新技术时，一些医院会要求外科医师在进行人体手术之前先进行针对该技术的模拟实验和（或）动物实验，以评估医师对该技术的掌握能力。同样，该要求也并非基于证据，更多的是基于一种想法：医师在实施人体手术之前至少对此类新设备、新技术或新型外科手术方法进行了一定程度的实践。此类评估方式除了缺乏证据支持，还存在费用高昂且耗时较长的问题。采用导师制度的医院可能需要支付高达数千美元的导师费[8-9]，如果医院使用内部导师，那么他必须暂时从其他工作中抽离进行导师工作，而且内部导师可能会存在更多的评分偏差。例如，如果导师是受指导者同一团队的资深前辈，那么他们会有迅速给受指导者晋升的动机，使他/她能够开始有收入；如果导师来自另一竞争者的团队，那么他有可能对受指导者产生偏见，从而缺乏给受指导者晋升的动力。此外，通常只有一个导师对指导者进行评估，这可能会限制导师评估结果的客观性。

在美国以外的一些国家，使用新技术时对外科医师技术技能的认证过程更加严格。在日本，如果外科医师希望获得机器人手术认证，则必须向由42名外科手术技能评审员组成的中央国家机构提交未经编辑的原始视频，视频由2名身份保密的独立评审员观看[10-11]。该评审过程的通过率为67%，该机构已进行了8年的评审，共评估了7000小时以上的视频。这是一项非常耗时的工作，并且想要2名评审员达成一致意见也并非易事。虽然通过这一独特而严格的认证过程，日本公民可以对国内6000多名经过认证的微创外科医师感到放心，但是如果要在美国推行该认证过程，将涉及可扩展性、成本和政治等问题，如果要测试这个过程，那么则需要就最佳评估工具达成共识。

四、客观结构化评估

1996年，Martin等建立了客观结构化技能评估工具，将其作为一种在开放式干实验室手术环境中对实习生技术技能进行量化的手段[12]，该方法通过验证，已成为许多现行的外科手术方法与流程评估工具的基础，用于提升实习生和从业医师技能评估过程的客观性。在最初的客观结构化技能评估工具研究中，Toronto团队将外科医师的技术技能分为几个能力域，即双手灵活性、深度感知、组织处理、效率和自主能力。能力域可以通过评审者、教育工作者或监考人员使用Likert量表进行评分且已被证明能够可靠而有效地区分技能水平。

此外，许多研究已经证实核心能力域与外科手术的术中和术后结果有关[13-14]，而且能力域可以应用于多种外科手术，包括开放式、腹腔镜、显微外科、内窥镜和机器人手术[15-16]，同时客观结构化技能评估工具系统还可以应用于包括大部分整形和重建手术在内的外科领域。

五、客观结构化技能评估工具的障碍

客观结构化技能评估工具常用于研究新的外科培训干预措施或技术，并帮助导师对该项专业水平进行分级[17-18]，尽管其非常适合评估熟练程度，但由于多种原因，它们较少应用于晋升评估或医院授权等培训中。原因之一是最初的客观结构化技能评估工具研究需要导师在现场直接观察实习生，使专家或监考人员不得不投入大量时间，从而无法顾及自己的临床实践。此外，由于评审人员在现场观察受评者时无法保持盲评，可能会引入偏见，使得评估过程变得更加主观，相对缺乏客观性。而且，如果同一场学员的表现需要进行多次评审，那么可能会出现评审人员之间意见不一致的情况。另外，评审人员需要了解评分工具或过程，同时学会如何更好地提供反馈，并被认定为"内容专家"——尽管该称号并无任何既定标准。因此，以上种种障碍导致此种评估工具使用频率较低。

有一些方法可以减少评审偏见。首先，在录制表演或手术视频结束后就进行评审，可以实现受审者的身份保密，其次，还可以扩大评审人员的数量，减轻受审者在手术过程中的焦虑，因为他们知晓没有人在背后观察并对其进行评分，但是这一方法在开放式手术中面临一定的挑战，因为很难在隐瞒受审者身体特征的同时获取高质量的手术视频。不过在微创和内窥镜手术中，捕获和保存手术视频的能力已经推动了客观评估的发展，机器人、腹腔镜或内窥镜手术的摄像装置可以避免评审人员知晓受审者的身份。

Goh等验证了一款名为全球机器人技能综合评估的技能评估工具，该工具可以应用于机器人手术且已在干实验、动物实验及人体手术环境中进行多次测试。实际上，全球机器人技能综合评估工具的评分与患者疗效之间存在直接相关性，但是评估工具的广泛应用是由其实用性决定的，因此尽管全球机器人技能综合评估工具经过了广泛验证，但是其使用依然受到以下条件的限制：①需要足够数量的评分者；②评分者之间需要达成一致意见；③评分者需要在受评者与反馈产生共鸣的窗口期内及时提供反馈。

六、技术技能的众包评估

2013年，Birkmeyer等报道了一项研究结果：对外科医师单次手术表现进行技能评估，可以预测该医师一年间治疗患者的效果。为了验证该结论在腹腔镜胃旁路手术中是否成立，他们招募了20名减肥外科执业医师，并由密歇根减重外科协会（Michigan Bariatric Surgery Collaborative，MBSC）的10位外科专家观看了各医师的手术视频，通过应用为腹腔镜手术而改进的客观结构化技能评估工具对其技术技能进行评分，并综合医院、患者并发症，以及其他非技术因素对患者疗效的影响，对数据进行调整。

研究结果表明，与技能排名前25%的医师相比，技能排名最后25%的医师在并发症发生率方面高出3倍，死亡率高出5倍，手术时间延长30%，并且30天的再入院率明显上升。这种趋势不仅适用于手术视频中的患者，还适用于一整年中该医师治疗的所有患者，此项研究结果也为"外科医师手术技术决定患者的预后"这个结论提供了实证依据。但是Birkmeyer等的研究未解决评审时间的问题，他们评审20个外科病例需要耗时近1年。如果要实时反馈流程，为了医师有效提高技术，那么病例评审只能在几天到几周的时间完成，而不能是几个月的时间，这就需要建立一个快速而可靠的评估系统，以缩短评审所需的时间。

七、干实验室验证

2014年Chen等提出了一种替代的外科技能评估方法，即利用非外科医师作为评估者[20]。在初步研究中，他们通过Amazon.com的Mechanical Turk众包平台，招募了500多名非专业人员来评审一段2分钟的机器人腹腔镜体内缝合任务的视频，该段视频挑选自一组包含住院医师与机器人外科医师的不同表现视频，根据与专业知识相关的时间曲线或外科手术工具的运用特征，其被评定为优于平均水平。该段视频被发送给501名众包工作者及一个由10位机器人外科手术领域专家组成的小组。为了提升评审者的评估能力，研究人员剔除了在初步调查中回答问题错误和注意力、辨别力有问题的评审者，他们的数据未被纳入分析，即评审调查中包含一个测试注意力的问题，要求评审者不回答下一个问题，以测试他们的注意力集中程度，如果回答了该问题，则意味着评审者的注意力不集中，其数据将被排除在外。随后展示了2名外科医师（一个是新手，另一个是专家）进行机器人目标转移任务的对比视频，评审者需要选择哪位表现更好，如果回答错误，那么其数据也将被排除在外。最终，每位评审者需要观看一段剪辑后的缝合视频，并被要求像专业外科医师评价一样，使用全球机器人技能综合评估工具中的3个领域（双手灵巧度、深度感知、效率和组织处理）对其进行评分。

无论是专业外科医师评审者，还是大部分非医学专业的众包员工（常被称为Turkers，大部分没有受过医学教育的人员），均未接受评估工具的使用培训。他们仅需阅读上述3个领域，了解Likert量表上各个数字的锚定细节，并对该视频进行评分。在剔除不合格数据后，将专家评审者和亚马逊众包员工的平均分进行比较，因为1位专家评审者在客观评价选择中出现错误而被排除在外，所以此次调查共分析了9位专家评审者与409位众包员工的评分。专家组和众包员工组的平均分分别为12.21分和12.11分（满分15.00分）且由于众包员工的数量较多，造成其可信区间小于专家评审者。此外，专家评审者内部也存在一些分歧，有些人认为视频中的表现名列前茅，还有部分人认为只是略高于平均水平。每位众包员工完成调查后获得1美元的报酬，而专家评审人员则未获得任何报酬，501名众包员工在不到24小时内完成了调查，而专家们花费了3周以上时间才得以完成这个简短的调查。由于该研究采用了众包和客观结构化技能评估工具，因此研究人员将该调查过程称为技术技能众包评估。

该项研究结果也促使White等进行了随后的验证研究，结果证明众包员工确实能够区分技能水平[21]。在该研究中，他们将49段2分钟的缝合手术剪辑视频平均分发给3位专家评审人员和30位众包评审人员，视频涵盖了从初级住院医师到机器人外科手术专家等49位外科医师。这项调查再次使用全球机器人技能综合评估工具中的3个技术技能领域进行评分，每个领域的最高得分为15/15，代表最高水平的技能。众包员工在9小时内完成了超过1500次的评审，而3位外科专家需要3周以上才能完成调查，并且专家评审者的平均分与众包员工的平均分呈高度相关性（$R = 0.92$）。

另一项由Holst等进行的研究证明众包技术可以应用于住院医师培训中，并且此种评估方法与传统的导师评估实习生的晋升方法相比，或许更为客观[22]。在该研究中，他们邀请了3名年级不同的住院医师和2名专家级机器人手术教师参与并录制了干实验室机器人缝合任务，将短视频发布在众包平台，同时分发给外科专家，要求他们使用简化版全球机器人技能综合评估工具进行评分。与先前的研究结果相同，众包平均分和专家平均分呈良好的相关性（$R = 0.91$）。此外，研究小组还观察到了一个出乎预料的现象，在缝合任务中，一位高年级住院医师的评分超过了一位教师，并且这种现象在专家评分者和众包员工的评分中均可发现。可以想象，如果不对评审者隐瞒受审者的专业水平（住院医师与教师），评分结果可能会有所不同，而在技术技能众包评估过程中，评审人员对受审者的身份和个人背景是毫不知情的。此外，该项研究还测试了经过技能培训后是否能够检测到学员的技能进步，研究人员录制了1名中级住院医师进行机器人缝合任务的视频，并在模拟训练期间立即将该视频发送给众包员工，随后请导师花费15分钟对该医师进行培训，再次记录后续的缝合表现并将视频发送给众包员工进行评分，众包员工在第一次操作完成1小时之内评估了2个视频，并确认了培训前后受审者的进步，但是由于无法识别众包员工的身份，因此无法确定两次调查中有多少人是相同的。另一项研究也证明，无论在任何时间段发布，众包过程都具有可靠性[23]。

同时，通过远程视频评估被培训者的能力，也为我们提供了超越国界的机会。White等利用技术技能众包评估了一组来自埃塞俄比亚的外科住院医师进行基本开放性干式手术任务的表现，并再次通过亚马逊众包员工进行快速评分[24]。

技术技能众包评估过程中处理大量视频的高效性也加速了新的培训课程的验证。美国泌尿外科学会（American Urological Association，AUA）赞助了一项研究，用于验证新的腹腔镜培训课程。Kowalewski等使用技术技能众包评估来审查大量视频，如果采用专家评审者，该项工作将很难完成。

基础腹腔镜泌尿外科手术课程是一项培训认知与精细动作的课程，主要致力于培养美国各地泌尿外科住院医师的基础腹腔镜技能[25-26]。美国泌尿外科学会已收集了来自8个学术中心的450多个基础腹腔镜泌尿外科手术表演视频，包括缝合任务、物体转移任务、图案切割任务和腹腔镜血管夹应用任务等。为了验证是否可以区分基础腹腔镜泌尿外科手术课程的精细动作部分的技能水平，该学会需要5位专家级外科医师审查全部450多个视频，并使用腹腔镜技术整体客观评估工具对其进行评分。该学会认为评审工作负担很重，提出是否可以采用众包技术进行评审。一项试点研究选择了缝合和物体转移任务的部分视频（每个任务各有12个视频，涵盖了从新手到专家的不同技能水平），分别通过技术技能众包评估和泌尿外科学会专家评审小组进行评估。在缝合任务上，两者的结果几乎完全一致（$R = 1.0$[27]）。根据以上结果，美国泌尿外科学会认为技术技能众包评估方法是可靠的，并决定采用众包完成其他400多个技能视频的验证。

八、相关手术技能验证

为了确保新的评估流程是否具有实用性，必须将其推广到与人类外科手术相似的外科环境中，而以往的验证工作主要集中在模拟干实验室环境，手术视频高度结构化且内容标准化。Holst等于2015年测试了一项假设，即众包技能评估可用于猪模型的机器人腹腔镜培训中，在该研究中，12位不同技能水平的外科医师进行了机器人腹腔镜下腹腔内膀胱缝合闭合的操作[22]。

视频被分发给50名众包工作者和5名外科专家评审者，使用改进后的全球机器人技能综合评估工具进行评估，两组之间的相关性克朗巴赫阿尔法系数（Cronbach alpha）= 0.93。尽管众包工作者此前未接受任何培训或了解评审内容，但是他们的评分与外科专家评分员依然相似，并且整个技术技能众包评估评分过程不到5小时便完成。上述研究为探索众包技术是否适用于评估人类外科手术奠定了基础。

与MBSC小组类似，密歇根泌尿外科改善合作组织的主要工作是为密歇根州泌尿外科医师分享患者的治疗效果和临床流程[19]，该合作组织由密歇根州最大的支付机构资助，汇集了很多前列腺癌患者的结果数据，其任务是寻找表现优秀的医师并共享其方法，以提高所有医疗工作者的表现水平。在机器人腹腔镜前列腺切除术（robotic-assisted laparoscopic prostatectomies，RALP）中，该合作组织为了评估医疗工作者在此领域的技术技能，建立了合作组织内部捕捉、编辑和共享视频整个流程，他们认为通过评审视频可能会提升所有同行的表现，该观点和MBSC小组类似。因此，该组织同时招募了专家评审员与众包工作者对来自22名志愿者的RALP视频进行评分，共有25名同行专家与680名众包工作者通过全球机器人技能综合评估工具进行了盲审。Ghani等证明了专家同行评审和众包评审结果之间具有良好相关性（$R = 0.78$），此外众包工作者完成评审的时间与之前的技术技能众包评估研究相似，为38小时，且众包工作者和专家同行评审者在最差的5个表现上意见一致。为了确定哪些外科医师需要进行辅导以提升其技能水平，该组织还建立了一套快速筛选系统，用以快速筛选被培训的人员并通知教师，进而加快其掌握该技能的速度。

随后，密歇根泌尿外科改善合作组织组扩展了该项研究，假设技术技能众包评估评分能够预测患者的治疗结果，他们收集并评估了29位外科医师进行的RALP手术视频，并在随后1年内追踪了其治疗的所有前列腺切除患者的结果，共有2256位患者被纳入分析中[28]。Ghani等观察到关键临床结果与技术技能众包评估评分之间存在相关性，与技术技能众包评估评分前1/4的外科医师相比，由评分后1/4的外科医师进行手术的患者并发症发生率更高。此外，根据技术技能众包评估评分对外科医师进行排名，处于后1/4的医师在术后尿道导管拔除后重新插入导管的比率明显更高（可能因为尿道膀胱吻合处存在潜在技术错误），该研究首次证明了众包工作者的评估可以预测患者的治疗结果。

资深的教育者认为，在任何一项手术中，外科能力不仅是考察组织缝合能力，也包括暴露目标手术区域的能力。良好的暴露为手术的最优执行奠定了基础，为了测试非医学专业的众包工作者能否评估外科医师在手术过程中暴露手术区域的能力，Powers等记录并研究了实习生和教师进行机器人肾切除术的视频[29]。他们创建了一个全球机器人技能综合评估以改编调查工具，其中包含了关于肾门暴露是否充分的问题，这是控制肾脏供血前的关键一步。研究结果显示，众包评分与专家评审评分基本一致，该项研究也首次证明了众包工作者能够评估外科手术中超越基本缝合操作的高阶步骤。

与Powers等的研究相似，Deal等进一步探讨了暴露问题，并假设众包工作者可以通过接受培训识别外科手术决策或判断的合理性[30]。在该研究中，他们记录了普通外科医师开展腹腔镜胆囊切除术的视频，并对视频进行编辑以确定安全性关键术野（critical view of safety，CVS）。安全性关键术野的目的在于对构成Calot三角区域的结构进行识别。在腹腔镜胆囊切除术中，误扎胆总管是一种灾难性的并发症，美国外科学会建议所有外科医师在夹闭和结扎之前，需要识别出安全性关键术野，以降低胆总管损伤的风险[30]。Deal等采用了一种用于定量评估安全性关键术野质量的工具，要求外科专家使用该工具和腹腔镜技术整体客观评估方法，来评估手术技术和安全性关键术野评估工具。众包工作者也接触了两个工具，不同的是，他们在使用工具之前经过了详细的安全性关键术野教程培训。研究结果表明，经过短暂培训后，众包工作者能够像专家评审者一样准确地评估外科手术，两者安全性关键术野调查结果的相关性达到了0.89。此外，对于所评估40个视频的技术水平，众包工作者与专家评审者也达成了一致。

九、整形外科中机器人显微外科手术采用技术技能众包评估方法的障碍

在推动整形与修复外科领域的发展时，有时需要将目光投向该领域之外，关注其他外科学亚专业的进展。正如我们在讨论技术技能众包评估发展时所看到的，目前存在及时且经济、高效的方法来分析机器人和腹腔镜手术的表现，此类评估能够根据技术技能对外科医师进行分级，并以及时、经济、高效的方式向术者提供反馈，有益于推动患者护理和国家外科教育体系的发展。该系统理论上可以应用于任何一种能够通过视频捕捉到其表现的手术类型，那么在整形和重建手术中采用该系统有哪些障碍呢？

值得注意的是，许多在客观结构化技能评估工具中开发出来并在技术技能众包评估方法中应用的指标，均可以应用于整形手术过程。使用客观结构化技能评估工具标准评估的指标在所有涉及组织操作的外科手术（如止血、组织处理等）中均能作为分析的因素，而非整形外科手术所独有。实际上，类似的评估方法已经被引入到机器人显微外科手术过程的分析中[31]。随着手术评估越来越趋向于客观且及时，经过验证的评估系统的可信度将有望进一步提高。例如，可以创建跟踪单个程序（如带蒂皮瓣制备）或特定技术（如显微吻合术）的评估模块，以便更有效地跟踪此类元素，而一旦建立了评估系统，便可采用诸如技术技能众包评估所开发的众包方法轻松推行。因此，我们需要了解众包方法的本质，它是人类注意力的一种高效聚集器，能够对几乎所有的人类活动做出有洞察力的评价。

尽管截至本文撰写完成时，尚无任何机器学习平台可以在评估手术性能方面提供相同的准确度与可信度，但是笔者认为这种情况只是暂时的。

此外，一些技术因素也会使得开放手术的分析更具有挑战性。腹腔镜和机器人手术可以为摄像头提供绝佳的视角，更有利于隐蔽操作人员，同时为视频分析提供标准化视图，但是在开放手术中，视频记录与摄像复制往往具有更大的变动性。例如，为了在开放手术中拍摄视频，操作人员会佩戴手术头灯或头戴式高倍摄像头，这可能会导致手术视野大小的变化，或者引入可能造成评审者偏向的因素，如操作者肢体的暴露。此外，光线与图像捕捉的多变性也可能会带来更大的问题。尽管如此，个别手术技术要素很适合在这种情况下进行研究，如显微吻合术，因为手术显微镜的视野与内窥镜的标准化视野非常相似。以上问题并非无法克服，如前所述，现已证明众包评估并不局限于组织处理的精细度，还能够评估复杂外科任务（如术野暴露），并做出有效的判断。我们就可以开发软件进行术后手术视频的分析（可以通过放置基准标记确定手术视野），为专家或众包工作者提供具有标准化视图的视频，以

评估开放手术过程的操作水平。此外，还可以通过开发系统大大减少开放式摄像给手术视频带来的多变性。

十、总结

本章讨论了一种新型的技术技能众包评估平台，即技术技能众包评估的创建和应用，该平台基于非专业众包工作者的有效评价，为我们提供了一种及时且经济的手术技能评估方式。目前，该平台已成功应用于多种手术，并为腹腔镜或机器人手术及多种外科学科提供了一种有前景的技能评估方法，或许也能为机器人显微外科手术技能培训与认证提供理想的评估手段。

· 参考文献 ·

第三章
机器人切取腹直肌组织瓣

Chad M. Bailey, Geraldine T. Klein, John C. Pedersen

Louis L. Pisters, Jesse C. Selber

一、简介

几十年来，腹直肌组织瓣一直是重建手术的主要供体，其具备解剖结构可靠、组织量充分、血管蒂较长和相对容易获取等优点，在临床中用途广泛。无论是用带蒂组织瓣修复胸壁、乳房或盆腔缺损，还是用游离组织转移修复远处头颈部或四肢的缺损，其都是血供良好组织的可靠来源，可以用来覆盖伤口、消除无效腔和修复大的组织缺损。标准的切取技术，必须采用正中线剖腹探查切口或经一侧腹直肌正中旁切口。切取腹直肌时，需要在腹直肌前鞘上打开一个大切口，以充分暴露腹直肌。由于腹直肌前鞘能够加强腹壁强度，因此损伤腹直肌前鞘会导致腹腔内容物膨出（腹前壁松弛）或疝形成。对于无须经腹手术的患者，则显著增加了并发症的发生风险。

当使用腹直肌组织瓣修复盆腔缺损时，特别是具备了机器人手术的条件后，机器人切除腹直肌显然会被优先考虑[1-2]。修复前鞘切口通常需要使用人工补片，而机器人手术避免了剖腹手术和腹直肌前鞘切口。机器人切取腹直肌还可以提高手术效率，因为一个手术团队可在一侧进行组织瓣切取，另一个手术团队可以同时经会阴或经阴道进行部分盆腔手术。当需要游离腹直肌组织瓣转移时，机器人手术不失为一种创伤相对较小的方法，它能够最大限度地缩短术后恢复时间，降低腹部隆起和疝的发生风险。

腹直肌组织瓣的某些特点有利于机器人手术，这些特点包括：①肌肉位于腹内，有利于从后方清晰观察到皮瓣及血管蒂；②从腹腔内可持续观察到血管蒂及其长段走行，方便相对安全地从肌肉内侧、前部和外侧进行"盲目"解剖；③肌肉的柔韧性允许术者必要时通过小的正中切口抽取出肌肉；④免去对穿支侧支进行广泛的夹子结扎。

1. 皮瓣解剖

腹直肌组织瓣解剖：腹直肌是一块长而相对薄的肌肉，沿腹前壁纵向走行，大部分肌肉被筋膜鞘包裹。腹直肌前鞘覆盖着肌肉的整个前表面，而腹直肌后鞘从下位肋软骨到弓状线支撑着肌肉的后表面，长度约是从脐到耻骨联合距离的1/3。弓状线下方的肌肉后方被一层薄薄的腹横筋膜和壁腹膜覆盖，两层结构都不能为腹壁提供机械强度。腹直肌还被三四个横向腱划分割，缩短了每个肌肉节段的力臂，使得不同肌肉节段上的力量差异性分布。

腹直肌起源于耻骨嵴和耻骨联合，止于第5至第7肋骨的肋软骨（胸大肌后方）。来自第7至第12肋间神经的运动分支，从肌肉的外侧表面进入，接着走行在肌肉的内下方，支配肌肉[3]。作为躯干屈肌，腹直肌的功能主要是屈曲脊柱。切除一侧或两侧的腹直肌，通常是用于乳房重建。由于剩余的躯干肌肉组织能够补偿腹直肌功能的缺失，因此术后可能会产生轻、中度的功能相关并发症（大部分患者可恢复到术前的基线活动水平），但长期功能受限的风险依然存在[4-5]。

腹直肌通常被描述为具有"双重"血液供应［马特斯（Mathes）和纳海（Nahai）Ⅲ型］的肌肉，但实际上它的血供主要来自腹壁下深动脉，来自腹壁上动脉的供血较少，但可通过结扎腹壁下深动脉去增强腹壁上动脉的供血[6]。当腹直肌组织瓣应用于盆腔重建或游离组织转移时，其血供仅来源于腹壁下深动静脉。当用于下胸壁重建时，该组织瓣的血供可以来源于腹壁上动脉，而不需要延迟移植或进行动静脉增压。

腹壁下深血管蒂自髂外动静脉发出后稳定走行于腹直肌下后方数厘米后，在弓形线下方进入肌肉，以前述4种模式之一在入肌肉前或肌内分支[7]。

2.机器人腹直肌组织瓣切取的适应证和禁忌证

机器人切取腹直肌几乎适用于任何需要使用腹直肌进行重建的病例，并且不需要额外的皮肤和皮下脂肪。机器人切取腹直肌的禁忌证包括冰冻腹、既往多次腹腔手术病史或存在需要开放修复的巨大中央腹疝。

3.优点

机器人切取腹直肌的优点包括：①无须开腹手术和避免腹直肌前鞘切口，可减少使用补片加强和外部引流的需要；②术后限制也很少，通常不需要使用腹带；③理论上术后疝发生率也会降低。

4.缺点

机器人技术的主要缺点是外科医师需要花费时间和精力获得资质才能使用机器人[8]。其他缺点包括：①操作手术机器人所需的额外成本和人力（可能被术后住院时间的减少所抵消）；②手术机器人的可及性；③需要充分培训以获得操作资质。需要注意的是，使用机器人手术室设施的基本费用约是普通手术室的2倍（设施费来自每个使用机器人手术的病例），除此之外，还需要注意既往多次腹部手术患者的使用限制、普通外科经腹手术的潜在需求、腹腔内器官损伤的潜在可能性及戳卡孔潜在的出血风险。腹腔镜手术也存在相关的固有风险，包括不可控制需中转开腹的腹腔内出血风险。上述问题均未发生在我们的病例中。

二、手术技巧

1.患者体位摆放

根据是否同时进行盆腔手术，患者可以采取仰卧位或低截石坐位。消毒范围和铺巾应包括整个腹壁和两腰胁，上至胸骨中部，下至耻骨联合。如果同时进行盆腔病灶摘除术，通常不需要改变体位。由于可能需要调整手术床以方便解剖或对腹腔内结构进行操作，因此将患者固定于手术床上十分关键。通常建议收起患者的手臂，如因麻醉需要，最简单的办法是将切取腹直肌对侧的手臂进行外展。值得注意的是，机械臂对侧手臂的摆放是十分必要的，详细内容将在后面进行介绍。

2.机械臂和戳卡孔放置

在机器人腹直肌切取过程中，最重要的是戳卡孔位置和机械臂的摆放。此步骤十分关键，值得我们花费时间和深入思考，因为这将决定手术的难易程度。对于既往曾接受过机器人手术的病例，外科医师应该毫不犹豫地选择新的戳卡孔。如果因为戳卡孔设置不当而导致腹直肌暴露欠佳，那么最终会导致手术延期或手术开展困难。

首先标记肋缘和髂上棘，将两者的连线向同侧腋前线的延长线作为参考线，首选将一个8 mm腹膜内机器人戳卡从髂前上棘（最外侧）向肋下缘（最内侧）斜行置入。戳卡及机械臂分别置于计划切取的腹直肌对侧和同侧。当不同时进行腹腔内手术时，使用Ultra Veress针（强生，Somerville，NJ）刺穿腹膜（图3.1）进行充气，然后将摄像头（中心）穿刺器放置在脐水平的正头侧和半月线的侧面2~4 cm处，用腹腔镜摄像头检查腹腔内容物。由于已建立气腹，在同时进行腹腔内手术的情况下，可通过已建立的戳卡导入腹腔镜摄像头，由于要指导建立新的戳卡孔，因此很容易略过上述步骤（图3.2）。可在直视下建立剩余的戳卡孔，通常从外侧及后方置入，因为结肠不会阻挡最尾侧的戳卡置入（该戳卡通常位于髂前上棘上方，图3.3，图3.4）。随后，在肋下缘尾侧半月线内侧置入最头侧的戳卡（位于半月线更内侧）。简单来说，3个戳卡应尽量设置在对侧的靠外侧，平均分布在髂骨和肋缘之间。对侧腹壁深下血管蒂常位于该戳卡的尾侧，当处理血管蒂时，该戳卡放置可允许器械有较大的活动空间。值得注意的是，当使用达芬奇Xi机器人手术系统时，此种器械及摄像头戳卡的摆放可以相互变动，在进行极限切除时也允许器械及摄像头进行位置交换（常用于最头侧和最尾侧的分离）。

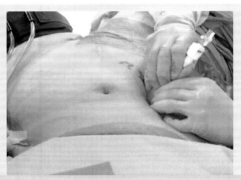

当非同步进行骨盆或腹部消融手术时，使用Veress针（强生，Somerville，NJ）刺穿腹膜并按照标准压力指南建立气腹。

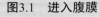

图3.1　进入腹膜

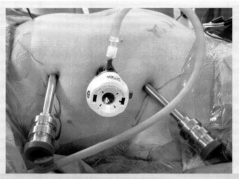

机器人分离腹直肌的常用戳卡放置侧视图。3个戳卡孔，一个位于肋缘，一个在髂嵴上方，一个介于两者之间。摄像头戳卡位于中央，另外2个用于置入机械。戳卡尽可能靠外侧放置，以避免损伤腹部内脏。

图3.2　戳卡放置一

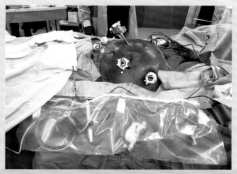

用于腹直肌获取的3个戳卡位置。图为在转换至机器人戳卡前，右外侧戳卡（a、b和c）的位置接近左腹直肌获取的理想位置。a：最内上方的戳卡，就在肋软骨下方，通常在半月线附近；b：中间戳卡，通常在腋前线附近，这是使用达芬奇Si机器人手术系统或达芬奇Xi机器人手术系统时摄像头的常用位置；c：下外侧戳卡，常用于弯曲单极剪刀的置入，该戳卡位于腋中线附近（侧方放置效果/难易程度受腹腔内容物影响），正好位于髂前上棘的头侧。*：脐周戳卡，若需要，则是放置腹腔镜摄像头的理想位置。

图3.3　戳卡放置二

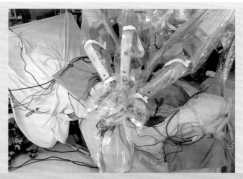

床旁机械臂系统固定于被游离的腹直肌同侧并与患者垂直，摄像头臂肘部固定90°，以最大限度地扩大机械臂关节之间的距离。器械臂肘部叉腰放置在摄像头臂上，以最大限度地减少干扰。戳卡放置于被获取的腹直肌的对侧。

图3.4　达芬奇的机器人机械臂摆放

固定好戳卡后，将手术机器人（患者手术平台）垂直于患者放置，位于被获取的腹直肌的同侧，直到摄像头臂（达芬奇Xi机器人手术系统的2号臂或3号臂）达到90°角。在床旁机械臂系统触摸平板上选择"下腹"，即可实现机械臂的初始基本定位。手术机器人的中央柱通常位于脐部的水平线，首先对接摄像头戳卡。如果使用达芬奇Xi机器人手术系统，那么目标定位功能有一些好处[9]，为了减少与相机臂的冲突，就始终需要对机械臂进行手动调整。精确放置戳卡后，最大限度地扩大机械臂关节之间的距离至关重要，这一点可在放置摄像头后、置入器械前，通过器械臂上的机械臂距离按钮实现[10]。一旦机械臂摆放位置符合要求（图3.5），就需要收起（折叠，从最近中央柱旋转开并上提）未被使用的机械臂（达芬奇Si机器人手术系统机器人手术系统的3号臂，达芬奇Xi机器人手术系统的1号臂或4号臂），然后在摄像头直视下连接机械臂器械[11]。

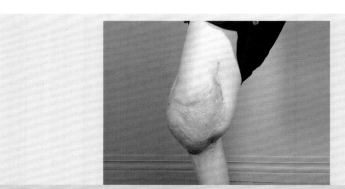

该患者关节成形术后出现植入物外露及感染并接受了机器人切取腹直肌来覆盖植入物。可通过阴毛线上一个小切口或一个12 mm摄像头戳卡袋取出腹直肌。

图3.5 个案示例

3.器械和定位

资深作者根据不同机构使用达芬奇Si和Xi机器人手术系统（直觉外科公司，美国加利福尼亚州，桑尼维尔市）的感受得出结论，认为达芬奇Xi机器人手术系统在操作上是最理想的，因为在需要重新连接机械臂时，它不需要移动机器人的底座。选择的器械包括一个8 mm 30° 内窥镜（包括在达芬奇Xi机器人手术系统内）、主臂上的单极弯曲剪刀（HotShears™，直觉外科公司，美国加利福尼亚州，桑尼维尔市）和次机械臂上的带孔双极电刀。

当使用达芬奇Si机器人手术系统时，由于摄像头的口径必须放置一个12 mm的专用戳卡（我们倾向于将其放在中间），除非需要放置更大口径的戳卡，否则"戳卡跨越"是有限的或不可能的[12]。大部分分离操作是通过单极弯曲剪刀进行的，包括小的穿支烧灼，带孔双极钳可用于提供张力（图3.6～图3.8）。其他器械包括进行游离瓣分离时用于血管蒂夹闭的大型夹子投放器（Weck Hem-o-lock®夹子，直觉外科公司，美国加利福尼亚州，桑尼维尔市）及用于后腹直肌鞘缝合的持针器。

当使用达芬奇Si机器人手术系统时，电刀功率通常设置为25/25（切割/电凝）。当使用ERBE VIO dV®发生器和达芬奇Xi机器人手术系统时，则设置为5/5。充气压力通常设定为15 mmHg，流速为3 L/min。然后将患者置于中度至极度的头低脚高位，并旋转至被切取的腹直肌对侧，使腹腔内容物不妨碍游离。在缝合后腹直肌鞘时，通常将腹腔内气压降至10～12 mmHg，以降低张力。

4.组织瓣切取

在同时进行尿路分流的情况下，优先切取左侧腹直肌，以使回肠通路通过右侧直肌成型。血管蒂通常是可见的，无论是直视还是扪及血管蒂搏动，应立即开始在血管蒂进行钝性、锐性分离和电凝相结合的操作（图3.6）。要小心腹膜上的张力，将腹膜从血管蒂上分离，从而获得更加彻底和准确的血管蒂游离。一旦切开腹膜并进入腹膜前间隙，就以类似的方式继续进行解剖，从头部和尾部进一步打开腹膜，以最大限度地安全暴露。随后，将腹膜切口向内侧进行，就可以在不妨碍腹膜瓣观察的情况下识别肌肉的内侧边缘。这将产生一个可以在皮瓣切取后直接缝合的单个腹膜瓣。如果存在大量血管蒂周围脂肪，则不需要大范围解剖，只要解剖至将血管游离出来，目测到血管蒂即可。在这种情况下，钝性解剖是游离血管蒂的关键，很多时候可以使用双极马里兰钳进行解剖。

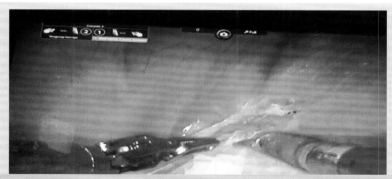

可在屏幕右上方通过腹膜开口看到蓝色的血管蒂。非优势手的器械是打开壁层腹膜的关键。腹膜上的张力允许使用单极电剪刀（弯曲单极剪刀）切开腹膜并辨认血管蒂。

图3.6 打开腹膜并辨认腹壁下深血管蒂

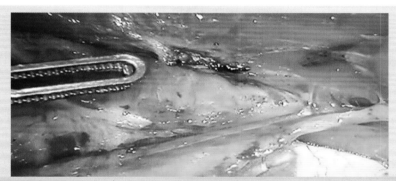

从血管蒂直接发出进入腹直肌的近端穿支，通过钝性解剖分离穿支。一旦分离，用双极电刀烧闭穿支，并用单极弯曲剪刀离断。

图3.7 穿支解剖技术

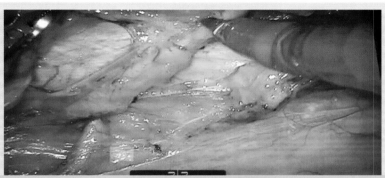

钝性张力（通过器械臂的开窗双极钳）和单极烧灼术（主臂的弯曲单极钳）相结合进行解剖，暴露重要的穿支，并控制血管蒂周围脂肪的小范围出血。

图3.8 血管蒂解剖技术

在机械臂（带孔双极钳）的协助下，继续进行头侧血管蒂解剖，向后推动（而不是抓住）血管蒂，以提供可能使用血管吊带的张力。由于机器人手术缺乏直接触诊，血管蒂的整体长度必须始终保持可视化。如果遇到需要结扎的穿支，可以用双极电凝安全替代结扎（图3.7）。另一种方法是使用小型施夹器（Weck Horizon小型宽钛夹子），谨慎且极其精确地进行结扎。当存在多个穿支时，使用血管夹结扎血管会非常耗时，因为每个夹子都需要重新加载器械，包括完整的器械移除和更换。如果穿支很小，并且可以很好地从血管蒂上分离，那么可以首选双极电凝，此处要强调一下带孔双极的实用性。如果存在大量粗大穿支，则可以选择血管切割闭合器械（一种类似血管结扎闭合器械）进行解剖及分离。

一旦观察到血管蒂进入腹直肌，就集中分离血管蒂周围肌肉，此时沿其内侧方向纵向打开腹直肌后鞘进行分离，可使用单极弯曲剪刀切开以减少出血。这种解剖本质上是安全的，因为血管蒂是从外侧进入肌肉的。尽管用电刀烧灼直接刺激肌肉引起肌肉收缩比较常见，但是可以通过药物避免这种情况的发生。使用机械臂沿着肌肉的内侧边缘推开腹直肌，向后拉开肌肉，对解剖有很大帮助。在外侧进行前剥离，直到半月线旁的肌肉最外侧缘。从这个位置也可以分离腹直肌后鞘，或者将部分腹直肌后鞘携带在肌瓣上。

当外科医师在腹直肌前方解剖时，腹直肌腱划可能会形成一定的障碍。我们总结经验发现，最好在处理腱划前，先最大限度地对腱划两侧进行解剖（在可能的情况下），并像开放式解剖一样，通过锐性分离和电刀相结合的方式对腱划进行分割。这时单极弯曲剪刀就提供了多种功能的组合，使外科医师能够在对腹直肌前鞘或肌肉连续性破坏最小的情况下实现这一目标。手术时腹直肌前鞘的缺如和中断不应被视为一个重大问题，因为我们通常是在手术结束时缝合腹直肌后鞘。需要注意的是，任何大的撕裂缺损都应该采用间断缝合进行封闭。

将肌肉从头侧离断后，转而横向分离肌肉，这时可以采用单极弯曲剪刀进行操作。我们没有分离或结扎腹壁上的血管，因为电凝足够安全，而且耗时更少。如果试图分离出这类血管，可能会产生不受控制甚至非常严重的出血。

术者一旦对肌肉从头侧离断，就可以通过钝性、锐性分离和电刀相结合的方式，将肌肉从腹直肌鞘中完全解放出来。当需要带蒂肌瓣时，可以根据盆腔缺损程度，尽可能向尾侧进行解剖。根据外科医师的偏好，可以将肌瓣从耻骨中拔出，使其仅与血管蒂相连或部分附着于耻骨，以提高肌瓣的活动度。如果需要将腹直肌从尾侧离断来增加活动范围，则以类似头侧离断的方式进行。

如果计划进行游离组织转移，则需要对耻骨上的肌肉附着处及血管蒂从尾侧离断并结扎。我们试图对所有病例保留最长的血管蒂。一旦血管在其最尾端点被分离，就采用夹子进行结扎（Weck Hem-o-lock®夹子，图3.9），通常使用2~3个夹子来确保止血。

一旦肌瓣被完全游离，可以通过以下两种方式之一取出：当存在12 mm戳卡时，我们更倾向于通过腹腔镜取物袋（安佳，Addison，IL）取出肌瓣；当仅使用8 mm戳卡时，则可以在耻骨上阴毛线边界处开一个2 cm的切口直接取出肌瓣。

尽管已经通过多种方式优化流程，我们仍然倾向于一期缝合腹直肌后鞘。既往手术中腹直肌后鞘是不关闭的或通过腹腔镜用补片加固，如今我们更喜欢使用倒刺线进行连续缝合。

若仅切取腹直肌肌瓣，我们一般不会放置引流管，尽管在同时进行腹腔内手术后可能需要引流管，但是在这些情况下不需要游离腹直肌和置放引流。可将主臂和辅助臂的器械均更换为持针器，将2-0 V-loc缝线（美敦力，美国明尼苏达州，明尼阿波利斯）引入腹部，并且在后腹膜或腹直肌鞘中使缝线成环之后，用连续缝合方式一期关闭腹直肌后鞘和腹膜。大部分情况下，腹直肌后鞘可通过这种方式得到满意的闭合，但是这种方法可能不适合肌瓣携带部分腹直肌后鞘的情况。将气腹压力降至10~12 mmHg有助于显著减小缝合张力，但外科医师的操作可能会受到腹腔内容物和患者体位的限制。注意缝合线不是打结的，而是在导针器切断缝线前反向缝合1~3次。在腹腔尾部，取前鞘的一部分进行缝合，以防止腹腔内容物疝出至腹直肌鞘缺如处。

通过简单的真皮和表皮缝合就可以完成8 mm戳卡孔的闭合，并尽可能在直视下撤离戳卡，以确保穿刺部位无出血。当放置一个12 mm的戳卡或使用一个单独的筋膜切口去除肌瓣时，筋膜可以标准方式闭合。从机械臂对接到关闭伤口的整个过程，耗时约1小时[1]。

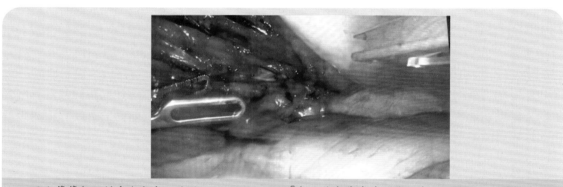

一旦血管蒂与肌瓣完全分离，就用Weck Hem-o-lock®夹子（直觉外科公司，美国加利福尼亚州，桑尼维尔市）夹闭。我们通常使用2~3个夹子来确保结扎后没有出血，因为出血可能会引起严重的后果，需要进行剖腹探查。

图3.9　结扎腹直肌肌瓣的腹壁下血管蒂

5.泌尿外科指征和盆腔插入术（用于带蒂皮瓣）

骨盆外科医师对机器人辅助切取腹直肌肌瓣特别感兴趣，尤其是在泌尿外科或泌尿生殖外科手术中。在机器人辅助的腹部或骨盆手术中，带蒂腹直肌直接位于手术区附近，可以通过相同的方法很容易到达。在机器人骨盆手术中，可以很方便地使用机器人切取腹直肌肌瓣。肌瓣采集的第一步已经在常规手术中完成，包括建立气腹、放置戳卡和松解部分粘连组织。值得注意的是，在戳卡放置过程中要避免损伤腹壁下血管。对于大多数机器人盆腔手术来说，只需要重新定位两个机器人戳卡孔，就可以使用机器人进行腹直肌肌瓣的切取。术中可以通过简单地间断缝合同侧的其他戳卡孔，以避免气腹的损失，这些同侧戳卡孔可以在分离腹直肌肌瓣置入盆腔后进行更换。肌瓣的最头侧部分通常使用不可吸收缝线固定在盆腔中最牢固的位置。对于需要行机器人挽救性前列腺切除术、膀胱切除术和回肠分流术的患者来说，这是能够消除盆腔无效腔并防止尿道皮瘘的解决方案之一。

与骨盆外科医师通常用于闭合无效腔或帮助骨盆愈合的其他组织瓣（如网膜、腹膜、股薄肌或Martius fap）相比，机器人辅助切取腹直肌肌瓣具有强大的血液供应，可以很容易地到达骨盆的任何地方。这种微创手术方法的出现，不仅扩大了该组织瓣未来的应用范围，而且也大大提高了应用效果。

在我们的临床实践中，腹直肌肌瓣用于已接受过放射治疗并接受挽救性膀胱切除术，或用于具有多种风险因素的挽救性前列腺切除术的患者中，以便辅助后期瘘道形成。该术式存在多种其他适应证，包括膀胱阴道瘘、直肠尿道瘘的修复，还可以在复杂病例中对以前非手术治疗效果很好的患者进行修复并保留膀胱。

6.术后护理

无论是腹腔内病变组织的摘除，还是游离组织瓣的转移，机器人操作都不会增加额外的术后护理。对于机器人切取腹直肌肌瓣的病例，我们既不使用腹带，也不限制术后活动或负重。术后饮食为经口进食（如果进行游离腹直肌转移，通常在术后第一天恢复常规饮食）。

7.结局

Pedersen、Song和Selber描述了迄今为止最为稳健的一系列机器人辅助切取腹直肌肌瓣的病例[1]。在这些系列报道中，他们报告了所有患者的肌瓣完全存活（4例游离，6例带蒂）。对接机器人的平均时间为15分钟（范围10~32分钟），平均切取时间为45分钟（范围31~126分钟）。报告中没有发生明显的手术并发症，所有肌瓣在切取后均存活，没有中转开放的病例。到目前为止，还没有关于腹部发病率长期结局的报道。有趣的是，我们并没有看到机器人辅助切取腹直肌肌瓣后出现腹壁疝或膨出，患者也没有感觉到虚弱，更没有因为腹部供区疼痛而需长期使用麻醉剂的情况。

三、案例示例

病例1：一例30岁女性马拉松运动员接受了右下肢的机器人辅助手术治疗，她的右下腿曾患网状细胞肉瘤，接受了手术切除、化学治疗和放射治疗。尽管术区附近的腿部肌肉严重萎缩，她仍然很积极地寻求改善的方法。由于关节炎恶化，她接受了右膝关节置换术。术后两个月时切口裂开，出现了与植入物相关的感染。进行了冲洗和清创术后，她接受了假体置换和负压伤口治疗。由于她的原生肌肉组织萎缩并曾经接受放射治疗，因此没有可用于重建的局部肌肉。医师决定使用游离腹直肌肌瓣对肢体进行挽救。术中使用机器人切取肌肉，肌瓣血管端对端与股骨远端的表浅血管进行吻合，为外露的跟腱及骨头提供了血供良好的覆盖组织。最终肌肉表面被移植的皮肤覆盖，患者恢复顺利（图3.10）。

病例2：一例62岁男性，有高危前列腺癌病史，曾接受了术前放射治疗。由于他的肿瘤靠近直肠，因此计划对患者进行彻底的机器人辅助前列腺切除术，可能包括经直肠前低位直肠切除术及腹直肌肌瓣切取，将肌瓣插入结肠肛门吻合口和尿道膀胱吻合口之间，以防止直肠尿道瘘管形成。在该患者的前列腺切除术中，由于毗邻肿瘤，直肠也受到侵犯，胃肠外科医师采用了机器人直肠前壁叠瓦式修复。之后改变戳卡和机器人位置，进行机器人辅助切取腹直肌肌瓣，还使用生物补片进行了脐疝修补术。之后重新对接机器人到前列腺戳卡孔，肌肉被缝合到直肠和膀胱之间的骨盆底部。随后，用机器人进行尿道膀胱吻合，并进行临时回肠造口。

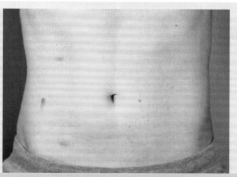

图中显示了机器人切取腹直肌肌瓣的供区，瘢痕是在被切取肌肉对侧的三个小切口，切口疝发病率很低，腹壁没有隆起。

图3.10　病例1

四、优点与缺点

· 戳卡孔设置和机械臂定位：合理设计戳卡孔和机器臂的位置，可以显著提升操作时的便捷程度。设计方案时，必须仔细观察解剖结构，尤其是在放置摄像头端口之后和放置器械端口之前。一旦对接，应操纵机械臂，使每个机械臂和关节位之间有最大的空间，同时保持在每个机械臂的"最佳点"内，并优化端口上的向上"活动度"，以达到允许进入前腹壁的最佳角度。如果在手术开始后再对机械臂进行矫正，既困难又耗时。不合理的手术设计会明显限制外科医师的操作能力。

· 单极弯曲剪刀/ HotShears™：我们发现，单极弯曲剪刀是外科医师主臂上最有效的腹直肌分离工具，其可以快速进行解剖，并能最大限度地减少更换器械的需要。

· 结扎血管：机器人辅助技术可以实现腹直肌的离断、腹壁下深动脉的结扎和背阔肌的切取。有些操作不需要使用血管夹，需要血管夹时需要更换机械臂的器械，比较耗时。在切取腹直肌肌瓣手术中，可以用双极带孔电刀完成小血管的止血，使用单极弯剪烧灼即可完成肌瓣的头侧离断。所以，我们仅在离断血管蒂时才使用夹子进行结扎，操作时可以通过任一机器臂端口置入施夹钳。

· 腹直肌后鞘：肌瓣切取后腹直肌后鞘的处理方式因人而异，我们更喜欢用倒刺线来一期缝合后鞘，避免打结，并为腹壁提供额外的加固。这种闭合方式很简单，只需要大约15分钟即可完成。对于无法缝合关闭的部分腹直肌后鞘，可以使用腹腔镜疝补片进行加固。总之，后鞘的处理方式由外科医师自行决定。

· 置入盆腔：泌尿外科医师通常很有信心将腹直肌固定在盆腔中，其实整形外科医师也能很轻松地完成这一步骤。我们将肌瓣放入盆腔中，始终监测手术步骤，并标记出血管蒂的位置，以方便泌尿科医师或结肠直肠外科医师操作，从而避免发生血管蒂的扭转、张力过大或直接损伤等意外情况。

• 术后约束和限制：术后护理很简易，我们通常不在腹直肌部位放置引流管，而且术后不使用腹带。机器人辅助切取腹直肌术后，除下肢或盆腔受区手术的限制外，其他方面对患者没有额外的限制。

· 参考文献 ·

第四章
机器人背阔肌组织瓣
乳房重建

Mark W. Clemens, Jesse C. Selber

一、简介

在过去的四十年里，外科医师一直努力通过更小的切口完成更复杂的手术，从大型开放手术逐渐发展到腔镜手术，最终发展到机器人辅助的微创手术。近年来，机器人辅助技术在肿瘤外科治疗领域取得了重大进展，也最大限度地减少了手术的并发症，从本质上解放了医师的双手。目前，机器人技术已成功应用于泌尿外科、肿瘤外科、妇科和胸外科，但在整形外科方面机器人技术仍属较新的领域。对于延期乳房重建，机器人辅助背阔肌组织瓣获取术是一个不错的选择，适用于那些希望能够避免传统背阔肌供区部位瘢痕的患者（图4.1）。机器人辅助背阔肌组织瓣获取术不仅可以降低并发症的发生率，达到更好的延期重建效果，而且还能避免供区部位瘢痕。本章我们将回顾乳房重建中机器人辅助技术的适应证、相关解剖结构、患者选择、操作技术和手术效果。

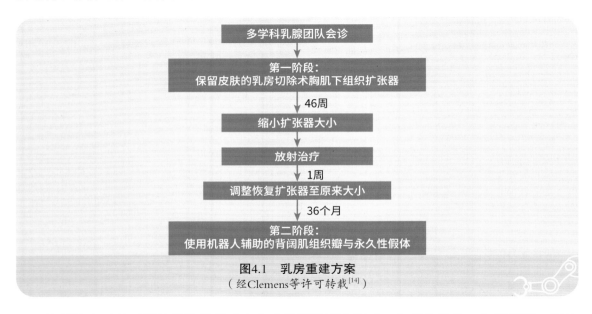

图4.1 乳房重建方案
（经Clemens等许可转载[14]）

放射治疗对基于假体的乳房重建会产生显著的不良影响，如假体移位、包囊挛缩、假体外露，因此放射治疗后乳房重建的标准补救措施是自体组织移植[1-3]。自体重建应延迟至放射治疗后，以防发生放射治疗后遗症，如脂肪坏死和组织纤维化[4]。常用的自体重建选项包括腹部皮瓣和联合假体的背阔肌组织瓣（皮瓣、肌瓣）。腹部皮瓣可以实现完全自体重建，但是由于腹部手术史、自体游离皮瓣重建失败或者腹部组织不足等原因，某些患者可能不适合这种手术，但他们非常适合采用带蒂背阔肌组织瓣进行乳房重建[5]。

对于需要进行外照射放射治疗的患者，通过两步法乳房重建可以避免放射治疗对即刻乳房重建假体的影响，还可以保留乳房皮肤[6-8]。对一部分患者来说，两步法乳房重建在提供最佳放射治疗的同时，还可以切除扩张器形成的包膜，从而减少放射治疗带来的不良影响。

目前，机器人辅助背阔肌组织瓣获取术已成为两步法乳房重建方案的重要组成部分，适用于已经成功完成外照射放射治疗和组织扩张器植入的患者，但不适合采用腹部皮瓣乳房重建术后的患者[9-10]。传统开放式背阔肌组织瓣获取术在供区部位会留下一条明显的瘢痕，长度在15~45 cm。腔镜辅助背阔肌组织瓣获取术可以减轻患者的主观疼痛感受，并且术后供区上肢可以进行早期活动[11-12]。机器人辅助背阔肌组织瓣获取术利用达芬奇机器人手术系统（直觉外科公司，美国加利福尼亚州，桑尼维尔市）辅助提升背阔肌组织瓣获取效果，具有比腔镜获取术更好的可视化和外科灵巧性，并且避免了背部供区切口，具有更好的整体美容效果。

二、解剖学

机器人辅助背阔肌组织瓣获取术需要熟悉背部、腋窝和背阔肌的相关解剖结构。背阔肌是人体中面积最大的肌肉，负责肩关节的伸展、内收、横伸（水平外展），以及从伸展位置的屈曲和内旋。背阔肌主要来自胸腰筋膜，由第6、第7和第8颈神经通过胸背神经（长肩胛神经）进行支配。背阔肌肌肉具有双重血供（第5型），分别来自肩胛下动脉和后侧脊柱穿支，这两个血液循环系统相互交叉连接，如果其中一个蒂断裂，那么肌肉仍然可以完整地存活。胸背动脉是肩胛下动脉的一个分支。

胸背动脉的长度为8.5 cm（范围为6.5~12.0 cm），直径约为3 mm（范围为2~4 mm）。胸背动脉从腋窝沿背阔肌肌肉的前缘进入肌肉下方，然后在肌肉的下表面分成2~3个主要分支。

三、患者选择

通过机器人辅助获取背阔肌组织瓣进行乳房重建，获益最大的患者群体主要是那些BMI较低、体型纤细、运动员型身材的人群。这些患者可能无法利用其他自体供区皮瓣进行乳房重建。因此，在判断患者能否从中获益时，应考虑之前在淋巴结清扫过程中是否曾切断胸背动脉或静脉，因为这是绝对禁忌证。患有吸烟、糖尿病和结缔组织疾病等合并症的患者可能会有更高的并发症发生率，但这仅是相对禁忌证。

四、术前计划和（或）患者准备工作

我们通过多学科乳腺团队对所有患者进行评估，团队成员包括乳腺肿瘤学、肿瘤外科学、放射肿瘤学及整形和重建外科学等领域的医师。在手术第一阶段，患者接受保留皮肤的乳房切除术，并立即植入组织扩张器，可以在是否使用生物假体网片中进行选择。在接受放射治疗之前的 4~6 周，患者每周先进行组织扩张，然后根据放射肿瘤学的要求，在开始外照射放射治疗之前将扩张器减容至总填充容量的1/3[13]（图4.2）。在完成外照射放射治疗后的1周内，患者的扩张器被重新扩张至原始容量。机器人辅助背阔肌组织瓣获取术在放射治疗后6个月进行，这样能使软组织充分愈合。

在两步法乳房重建方案中，应用机器人辅助背阔肌组织瓣获取术时，以下技术非常重要。组织扩张必须足够，以容纳最终假体和背阔肌组织瓣的期望体积，这可能需要在放射治疗完成后进行额外的扩张。如果需要额外的容积，那么扩张应以较慢的速度进行，通常每2~3周进行一次，直到达到期望的体积为止。对于单侧重建，第二阶段可以结合对侧乳房上提或隆胸手术以达到对称的效果。

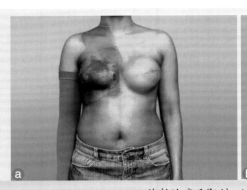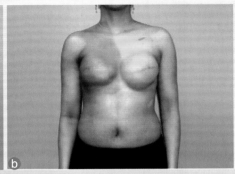

a.放射治疗后即刻；b.放射治疗6个月。

图4.2　案例示例：使用机器人辅助的背阔肌组织瓣获取术进行放射治疗后乳房重建

（经Clemens等许可转载[14]）

五、手术技巧

手术开始时，患者采用侧卧位姿势，使用固定装置以稳定身体。从患者之前的乳房切除术瘢痕处进行切开，并取出组织扩张器。继续进入腋窝，确定背阔肌肌肉的外侧缘。通过超声评估确认胸背动脉和静脉通畅。在背阔肌肌肉的浅表和深层表面进行4～6 cm的解剖。利用达芬奇机器人手术系统（直觉外科公司，美国加利福尼亚州，桑尼维尔市）进行机器人辅助手术。机器人背阔肌组织瓣获取技术完全通过3个用于机器人器械的接入口/引流口进行，无须额外切口（图4.3a，图4.3b）。在肌肉转移过程中，胸背神经保持完整，但肌肉的肱骨附着点被部分切断（80%），以便于肌肉的前移并减少运动变形。临时覆盖扩张器的胸大肌可能会因为放射治疗而纤维化或收缩，因此不应该被切断，而是应该从皮肤包裹中解放出来，并重新缝合到胸壁上。释放胸大肌，使其与切除的乳房皮瓣分离，为背阔肌组织瓣提供一个非包囊的表面以便于黏附。对于需联合假体重建的机器人辅助背阔肌组织瓣获取术，两侧乳房应使用相同大小的假体。因为尽管增加了背阔肌组织瓣，但由于肌肉萎缩和肿胀的消退，使得肌肉体积变得微不足道。需要注意的是，应尽量使背阔肌组织瓣从乳房下皱襞延伸至锁骨，完全覆盖假体（图4.3c，图4.3d）。由于放射治疗往往会抬高乳房下皱襞，因此几乎所有情况下都需要降低乳房下皱襞的位置。

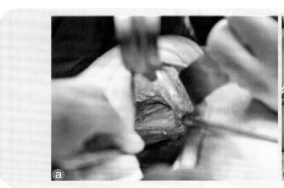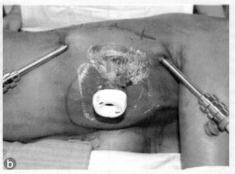

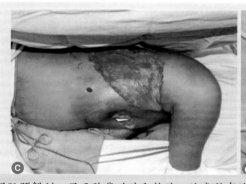
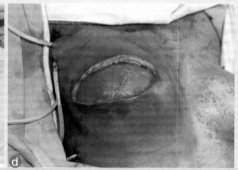

a.背阔肌预解剖，显示胸背动脉和静脉，注意所有的解剖都通过前侧乳房切口完成，无须额外的皮肤切口；b.一个12号和两个8号的法国式引流口位于背阔肌肌肉的外侧边界；c.背阔肌肌肉在皮下皮肤桥下移位；d.背阔肌肌肉完全覆盖永久性硅胶假体（410FF 425cc，艾尔建，美国加利福尼亚州，亚州尔湾市）。注意之前的戳卡孔位置用于放置引流管。

图4.3　机器人辅助背阔肌组织瓣获取术期间的术中视图
（经Clemens等许可转载[14]）

六、术后护理

术后第1天，开始使用低分子肝素预防深静脉血栓，通常住院时间为2～3天。常规随访包括每周在门诊进行体格检查，直到引流管拆除。然后在术后第1个月和每3个月进行1次随访，持续1年。之后每年进行1次随访（图4.4）。

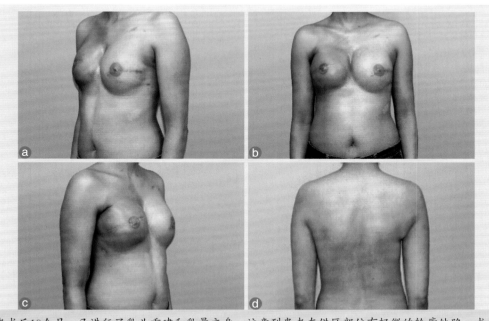

患者术后10个月，已进行了乳头重建和乳晕文身。注意到患者在供区部位有轻微的轮廓缺陷，术后病程中无并发症。

图4.4　术后结果
（经Clemens等许可转载[14]）

七、临床病例和结局

我们对146例带蒂背阔肌组织瓣乳房重建进行了回顾性研究，其中17例在研究期间采用达芬奇机器人辅助进行手术［平均随访时间为（14.6±7.3）个月］。放射治疗后进行背阔肌组织瓣乳房重建的患者有76例，其中64例（84.2%）采用传统开放式背阔肌组织瓣获取术（平均随访时间为16.4±6.9个月），12例（15.8%）采用机器人辅助背阔肌组织瓣获取术（平均随访时间为12.3±8.3个月），见表4.1。所有患者均接受了第一阶段的保留皮肤乳房切除术，同时进行了即时组织扩张器重建。肿瘤学指征包括浸润性导管癌（85.5%）和浸润性小叶癌（14.5%）。患者在术后1~2周平均接受了2.8次（范围为0~4次）扩张。放射治疗平均剂量为60 Gy，通常包括内乳淋巴结。第二阶段的乳房重建包括背阔肌组织瓣获取和植入永久性假体，平均在7.1个月后进行（范围为3~11个月）。所有带蒂组织瓣均成功进行了乳房重建。传统开放式手术中背阔肌组织瓣获取的平均时间为58分钟（范围为42~98分钟），而机器人辅助背阔肌组织瓣获取术中的获取时间为92分钟（范围为65~155分钟）。传统开放式手术组的平均住院时间为3.4天（范围为3~6天），而机器人辅助背阔肌组织瓣获取术组的住院时间为2.7天（范围为2~3天）。

表4.1 患者特征和结果

变量	机器人辅助背阔肌组织瓣获取术（n = 12）	传统开放式背阔肌组织瓣获取术（n = 64）
平均年龄（岁）	54.3	56.1
术前放射治疗（%）	100	100
体重指数（kg/m^2）	25.4	25.9
合并症（%）	16.6	18.8
吸烟率（%）	25	21.9
一期生物补片应用（%）	100	71.2
手术并发症（%）	16.7	37.5
积液	8.3	8.9
伤口延迟愈合	0	7.8
感染	14.1	8.3
非计划二次手术	8.3	12.5
包膜挛缩	0	4.7
平均随访时间（月）	12.3	16.4

资料来源：经Clemens等许可转载[14]。

结果显示，手术并发症发生率在统计学上是相似的：传统开放式组织瓣获取术组为37.5%，机器人辅助背阔肌组织瓣获取术组为16.7%（P = 0.31），主要包括积液（10.9% *vs.*

8.3%）、感染（14.1% *vs.* 8.3%）、伤口延迟愈合（7.8% *vs.* 0）和包膜挛缩（4.7% *vs.* 0）。未使用机器人辅助背阔肌组织瓣获取术的患者，其皮瓣的获取均需开放手术进行，所有组织瓣均成功进行了乳房重建，但未进行正式的肌肉力量测试。

图4.2展示了一例使用机器人辅助背阔肌组织瓣获取术对放射治疗后患者的乳房进行两步法乳房重建的案例，这位42岁的女性被诊断为右侧乳腺浸润性导管癌，并发现淋巴结转移。她接受了双侧乳房切除术、右侧腋窝淋巴结清扫术，并立即进行了扩张器（133MX 400cc，Allergan Corporation，美国加利福尼亚州，尔湾市）重建，随后进行外照射放射治疗（60 Gy）右侧胸壁。需要注意的是，放射治疗引起的右侧乳房下垂襞的收缩和抬高，还需要进行修正治疗。6个月后，她接受了使用圆形硅胶假体进行的背阔肌组织瓣重建，术后没有出现任何并发症。

八、结论

机器人辅助手术技术在特定患者的乳房重建手术中具有一定的应用价值。对于具有一定挑战性的病例，手术机器人是整形重建外科医师工具箱中比较宝贵的工具。手术机器人最适合用于BMI较低的两步法乳房重建患者，因为其他供区的自体重建不可行。机器人辅助背阔肌组织瓣获取术虽然在成本和手术时间上有一定的劣势，但是其创伤和瘢痕更小、康复更快、并发症更少。我们相信，今后机器人辅助手术在整形外科领域的适应证将继续扩大，这项技术也将会成为整形重建外科医师治疗手段中必不可少的组成部分。

· 参考文献 ·

第五章
机器人腹壁下动脉穿支皮瓣乳房重建

Sarah N. Bishop, Jesse C. Selber

一、引言

　　理想的乳房重建通过给予"似物共相"来最大限度地表现受区的特征，同时努力将供区的并发症发生率降到最低，应用腹壁下动脉穿支皮瓣的目标就是达到这一理想效果。在美国，虽然乳房重建以假体重建为主，但研究表明，患者对自体重建的远期满意度最高[1-8]。在自体乳房重建中，腹壁肌肉分离的发病率显著降低。带蒂腹直肌皮瓣比腹壁下动脉穿支皮瓣更早用于乳房重建术[9]。应用带蒂腹直肌重建技术不但破坏了整个腹直肌，而且皮瓣由非优势的腹壁上血管灌注，这可能会引起皮瓣缺血、瘀血和脂肪坏死。延期法虽然提高了以非优势的腹壁上供血系统的带蒂腹直肌皮瓣成活率，但是可能会增加额外的手术次数[10]，而应用游离腹直肌皮瓣重建技术可使优势的腹壁下供血系统灌注皮瓣，使皮瓣摆放更灵活[11]。然而，带蒂/游离腹直肌皮瓣均完全牺牲了腹直肌，导致术后前腹壁明显薄弱，出现腹部膨隆甚至形成腹壁疝的风险较高。为降低腹壁并发症的发生风险，人们初次尝试了保留肌肉的腹直肌皮瓣，并制定了技术分类以明确切除肌肉的部位[12]，其优点是完整保留肌肉的腹壁下动脉穿支，这一方法最早于1989年由Koshima和Soeda提出，最终由Allen和Blondeel进行推广[13-15]。一些研究表明，肌肉保留量与腹壁并发症发生率的降低有关[16]。此外，如果肌肉缺失神经调控，那么即便保留肌肉，术后仍可能发生肌肉膨出，因此在保留腹直肌的基础上留存腹直肌节段神经，使腹壁下动脉穿支技术得到了进一步完善[17]。随着时代的发展，保护原有解剖结构以恢复术前功能的重要性越来越受到重视。然而，在传统开放式腹壁下动脉穿支手术中，即使不做肌肉切除术，仅在肌肉和筋膜之间剥离血管穿支和蒂部，也会造成大量的肌肉损伤。长期以来，在获取腹壁下动脉穿支皮瓣时，还没有标准方案解决这一难题，这就导致产生了一个常见的远期不良反应——形成弓状线以下隆起，这对接受自体乳房重建的女性造成了显著不适。

　　切取腹壁下动脉穿支皮瓣时，为了改善供区并发症的发生率，可以减少前方肌肉和筋膜的剥离。传统的腹壁下动脉穿支皮瓣是从前方开放入路并完整获取的，由于大部分穿支从腹直肌深面走向骨盆，即使只选择一个穿支，通常也需要一个较大的筋膜切口，而大部分筋膜切口位于弓状线以下，弓状线又是前腹壁完整结构的重要边界标志，这就会导致筋膜切口并发症的发生率提高（图5.1）。此外，由于腹直肌的主要蒂部处于腹直肌的下表面，因此经常需要将腹直肌劈开或向侧面提起，以方便获取带蒂的皮瓣。分离肌肉可能会损伤从外向内供给腹直肌的节段性神经血管束，造成肌肉损伤，容易导致患者出现因术后肌肉失能而膨出的情况。然而，如果采用后入路分离血管蒂，则可以保留路径前方的解剖结构，从而减少筋膜切口。减少筋膜切口和保留固有的神经血管系统，对减少腹部不适、腹部膨隆，甚至腹壁疝有很大的作用。这样就能进一步减少腹壁下动脉穿支皮瓣供区并发症的发生，真正实现了穿支皮瓣的目标：尽可能减少对患者供区的伤害。

　　1985年，人类开展了第一例机器人手术，使用一套可编程的通用装备（PUMA）200型为一例神经外科患者进行了精准的活体组织检查（简称"活检"）[18-19]，这一创新促进了一系列泌尿外科手术机器人的成功应用，如前列腺切除术外科辅助机器人、前列腺机器人和尿道机器人[18, 20]。然而，这些机器人是通过固定的解剖标志运行的，并不能随意转换用于其他外科手术[18]，这最终促使达芬奇（da Vinci®）机器人的问世，并成为当今世界上使用最广泛的机器人系统[21]。达芬奇机器人是一个"操纵员-效应器"或"命令-控制"装置，外科医师在控制台远程使用操纵器来控制直面患者的机器人系统。

机器人的使用战胜了腹腔镜手术的许多挑战，成为微创外科的又一个前沿领域。手术机器人是一套可提供三维放大图像、生理性震颤过滤、动作缩放，并能够实现7个自由度的装置且符合外科医师的人体工学站位。专家普遍认为，手术机器人在盆腔等狭小空间的手术中具有特定的优势，因此在泌尿外科和妇科手术的应用中占据了主导地位[22-23]。由于其精确和微创的优势，机器人的使用已经被推广到普通外科、头颈外科、妇科、整形外科，甚至其在显微外科应用的潜力也逐渐被认可[24]。机器人辅助腹壁下动脉穿支皮瓣的获取，让外科医师获得了机器人系统的技术优势：一是该技术采用后入路可达到最低限度的解剖损伤；二是切实减少了腹壁并发症的发生。

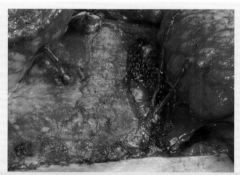

左侧开放手术技术（位于图片右侧），右侧机器人辅助腹壁下动脉穿支皮瓣获取技术（位于图片左侧）。上图提示机器人辅助相对开放手术更利于清晰解剖，也正因为有了机器人技术及其利于解剖的优势，所以腹部并发症发生率有所降低。

图5.1　双侧腹壁下动脉穿支

二、患者选择

术前使用计算机断层扫描血管造影已被证明可以减少手术时间并能改善预后[25-26]，而术前影像学检查对于判断患者是否适合机器人手术也至关重要。若患者拥有一条或两条紧密排列且在肌肉内走行较短的穿支血管，那将会从机器人腹壁下动脉穿支技术中有最大获益，而如果拟用较多数量的穿支血管，则需要采取前入路进行开放解剖；相比而言，机器人后入路则毫无优势。

可使用"B = C-A"这个简易方程量化机器人手术的潜在获益（B）。方程中，B为筋膜切口长度的减少量，可定义为获益，A是肌内走行的长度（由CT确定），C是整个蒂的长度（从穿支到髂外起点）。例如，如果蒂长度C是13.5 cm（接近常见的），肌内走行长度A是3 cm，那么获益B等于10.5 cm，代表可避免的筋膜切口长度，这是一个极可观的盈余！这一计算方法基本可靠，可在手术前告知患者，并在术中收集图像数据加以确证。

三、技术

与传统开放手术一样，机器人辅助腹壁下动脉穿支皮瓣获取从掀起腹部皮瓣开始，识别出预先选择的穿支，并在穿支周围筋膜做小切口，仅解剖到穿支离开腹直肌深面的位置（图5.2）。与开放式手术需延长筋膜切口找到血管蒂不同，在机器人辅助腹壁下动脉穿支皮瓣手术中，开放式的解剖仅止于穿支水平。此后建立气腹，并将气压设置在10～15 mmHg。操作中，我们常使用Veress气腹针和AirSeal戳卡（康美公司，美国纽约州，由提卡市）。然后沿着腋前线和髂前上棘的连接线直接穿过筋膜，放置3个8 mm的机器人戳卡，3个戳卡全放置在准备获取皮瓣区的对侧。头端戳卡靠近肋缘，尾端戳卡靠近髂前上棘（图5.3）。戳卡应尽量放置在腹直肌半月线的外侧，这样可以优化贴近腹壁下血管蒂时的角度。剩下的第三个戳卡被放置在头尾两端戳卡之间等距位置，并作为摄像头入口。放置戳卡是直接穿过筋膜的，不经过皮肤和皮下脂肪层。此外，使用5 mm腹腔镜摄像头通过充气通道在直视下插入各戳卡，十分可靠且安全。

达芬奇手术机器人（直觉外科公司，美国加利福尼亚州，桑尼维尔市）以90°的角度放置在皮瓣同侧的手术床旁，机械臂以常规方式对接。单极剪刀和双极抓钳放置入头端和尾端戳卡，以便术者在操纵台控制。在菲薄的腹膜衬托下，可观察到沿着腹直肌下表面走行的腹壁下血管，锐性打开腹膜，一直将腹壁下动脉蒂的深部解剖至髂外动脉的起始处，继续向头侧剥离血管蒂并向浅表剥离，穿出腹直肌至表面筋膜缺损处，与通过开放入路剥离穿支上方所形成的筋膜孔相连通。当接近筋膜孔时会出现漏气，可搭一圈湿垫并轻轻按压，以此来控制气腹压力。

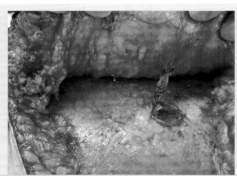

图5.2　机器人辅助腹壁下动脉穿支皮瓣仅需戳在穿支血管周做筋膜切口

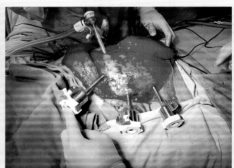

图5.3　机器人辅助腹壁下动脉穿支皮瓣的戳卡是翻起腹部皮瓣后放置的

将蒂完全解剖后，将蒂根部钳夹、离断，并经筋膜缺损孔拉出。之后通过一个戳卡送入一根倒刺缝线，用机器人连续缝合关闭后鞘。将气腹压降至8 mmHg可减小腹直肌后鞘闭合张力。达芬奇Si机器人手术系统和达芬奇Xi机器人手术系统都适用于该手术，而达芬奇Xi机器人手术系统在吊杆处的臂架，可不移动底座而围绕患者旋转，这一特点更利于两侧均需独立对接的双侧重建术。最后，皮瓣切取完成后，移除戳卡并用"8"字缝合法在外口缝合筋膜切口。其余手术步骤按照常规的腹壁下动脉穿支进行。

通过我们早期总结经验，将筋膜切口平均限制在2～3 cm可减少术后疼痛和住院时间，并加快整体康复。我们推测，显著减少的筋膜切口和肌肉剥离将会降低疝和腹壁膨出的发生率，这可能需要更多数据与传统腹壁下动脉穿支皮瓣进行比较，以证明这种长期获益。

四、讨论

与游离腹直肌皮瓣相比，腹壁下动脉穿支皮瓣在减少腹部并发症和疼痛、增加远期的核心力量功能方面有显著改善。然而，传统开放的腹壁下动脉穿支皮瓣手术部分仍存在较大的筋膜切口和肌肉分离，可导致腹壁疝和膨隆。经统计，腹壁下动脉穿支皮瓣术后切口疝发生率为0~7%，腹壁膨隆发生率为2.3%~33.0%[27-32]。通过减少筋膜切口和肌肉分离，避免对肌肉的神经血管损伤，通常认为可以达到明显减轻疼痛、加快恢复、降低疝和腹壁彭隆发生率的预期。

与掌握任何新技术一样，通常来说，机器人手术特别是机器人辅助腹壁下动脉穿支皮瓣技术是有一个学习曲线的。在开始学习这项技术之前，应该对机器人手术进行适当的观察和训练。可以与经验丰富的泌尿外科或结直肠外科医师合作，因为他们对放置戳卡和操作机器人系统比较熟练，这对学习者开展首批病例有很大帮助。与任何腹腔内手术一样，机器人手术也有可能造成内脏的意外损伤，尽管我们没有遇到过这种情况，但仍然建议机器人手术在可提供全面保障的医院开展，谨防术中需要普通外科医师的协助。培养团队成员对于保证患者的安全至关重要，包括控制台的外科医师、患者侧助手、麻醉医师、擦洗员和巡回护士，这些人都需要熟悉机器人手术[33]。

直觉外科公司长期致力于帮助和培训外科医师，他们提供在线模块并提供实验室模拟实践，希望从事该项技术的人员完成这些模拟训练[34]。如果想要获得院方的认证，则通常需要在机器人手术方面有经验的人员（通常是泌尿科医师）监督下完成特定数量的病例且必须具体落实到由医院相应部门制定的规章中[33、35]。

五、结论

机器人辅助腹壁下动脉穿支皮瓣技术为女性提供了一种更少创伤的腹壁下动脉穿支皮瓣重建方式。应尽量减少像开放手术那样对筋膜和肌肉的损伤，以降低腹部切口疝的发生、肌肉膨隆的形成和对潜在核心力量的损失。理想的患者应具有肌内走行短的单根或紧密排列多个穿支血管的特征。解剖学条件良好的患者从机器人辅助腹壁下动脉穿支皮瓣技术中获益更加显著。

· 参考文献 ·

第六章
机器人神经和上肢手术

Nicola Santelmo, Fred Xavier, Philippe Liverneaux

一、简介

显微外科手术是在20世纪60年代从动物实验发展起来的。1960年在大鼠中进行了第一次血管显微吻合手术[1]，1966年进行了第一次兔的耳移植[2]。很快显微外科手术就在人体中广泛应用，1965年报道了首次拇指移植[3]。在随后的临床实践中，显微外科技术被广泛应用，包括血管显微外科手术及周围神经显微外科手术。血管显微外科手术让游离皮瓣、带蒂皮瓣，以及临近穿支皮瓣再植技术成为可能[4]。在周围神经的显微外科手术方面，成功实现了神经吻合、神经移植、臂丛神经重建及神经末梢吻合[5]。

自20世纪60年代以来，显微外科手术虽然在适应证方面取得了一定进步，但手术操作和手术设备并没有显著提高。尽管现在手术显微镜是数字化的，但其放大倍数并没有改变，而且都是无法穿透体内的外镜。虽然这些仪器由钛制成，但它们的操作方式没有改变，仍然比较笨拙，无法深入人体内部。在所有工业领域，每50年就会出现一次技术飞跃，可以肯定的是，机器人技术将成为显微外科的技术飞跃，这主要有两个原因：一是光学技术的改进；二是器械的改进。机器人技术可以使用内镜，通过微创途径进入人体内部。此外，机器人技术还可以使用精细化的器械以减少生理性震颤，降低外科医师手部的运动幅度。

与传统显微外科手术相比，机器人辅助显微外科手术和远程显微外科手术有两个主要优势：更微创的手术方法和更符合人体工程学的操作。

机器人辅助显微外科手术在血管显微外科手术[6]和周围神经显微外科手术[7]中备受关注。虽然最近已设计出许多机器人原型，但达芬奇机器人仍是目前唯一用于临床实践的手术机器人[8]。目前已经开发了Black Diamond夹子、Pott剪刀等显微外科特定工具，以及显微外科成像设备，如用于检测亚毫米级血管的多普勒成像设备[9]。机器人辅助显微外科手术的学习遵循与传统显微外科手术相同的原则和特定规则[10-11]，并通过精确的评估方法进行验证[12-13]。

关于周围神经的神经显微外科手术，已有许多实验技术被报道。目前，显微外科神经吻合已在大鼠实验中成功实践[7]，如坐骨神经和臂丛神经麻痹的神经移植（如肋间神经[14]、膈神经[15]等），臂丛C7根的对侧移植[16-17]，还对显微外科操作中下臂丛[18]、腋神经和肱三头肌长头神经[19]新的解剖特点进行了说明。

机器人辅助外周神经显微外科手术的临床应用主要是通过根部直接修复臂丛神经[20]，以及腋神经上的肱三头肌长神经[21-22]和肌皮神经运动支上的尺神经运动束[23]的间接神经移植。另外，还有学者提出了一些神经切除术，如在股外侧皮神经瘫痪过程中切除股外侧皮神经[24]，或在腕管中切除正中神经[25]，或切除神经肿瘤[26-27]。

二、临床病例

下面介绍一个机器人辅助下通过胸壁入路将肋间神经移植到肱二头肌肌皮神经运动支的临床病例。我们以周围神经为例，来展示机器人辅助显微外科手术的优势。

手术目的是在臂丛神经完全瘫痪的情况下恢复肘关节自主活动的重要功能。通过机器人辅助，经胸腔微创入路将肋间神经转移到肱二头肌肌皮神经的运动支。传统手术需要几十厘米的大切口[28]，而机器人辅助显微外科手术的优点是仅用四个1 cm切口便可取出肋间神经。在此适应证中，机器人技术并没有特定的规划。

此外，必须由受过训练的胸外科医师放置套管针。因为严重的胸部外伤史可能已经导致肋间神经损伤，这是手术的相对禁忌证。手术分为两步，第一步在侧卧位获取肋间神经，第二步在仰卧位进行神经移植。

在第一阶段，患者取手术部位对侧侧卧位。以对侧单肺通气方式进行全身麻醉，使用Carlens单腔通气。手术的切口标记在第8肋间，以便所有器械和内窥镜都能汇聚在第3、第4肋间（图6.1）。首先安装内窥镜摄像头，将达芬奇机器人放置在患者头侧，展开机器人机械臂使器械和内窥镜摄像头可以覆盖到整个肋间神经，即从前方的内乳动脉到后方的胸膜穹隆（图6.2）。通过内窥镜摄像头的气囊导管注入约12 mmHg气体以扩大工作空间并减少顶骨出血，使用双极马里兰®钳和弯曲剪刀获取神经。

第一阶段，剥离神经先从靠近头侧的肋间神经开始，以防止靠尾侧神经出血溢到靠头侧的神经上造成干扰。在本例中，先剥离第4肋间神经，再剥离第3肋间神经，然后在肋骨的下边缘小心地打开胸膜，在没有损伤的情况下获取神经（图6.3）。一旦找到神经，就沿着从内乳动脉到胸膜顶部的神经路径切开胸膜，然后把神经剥离出来，切断感觉分支。当肋间神经和第3、第4肋间隙完全暴露时，在靠近其前端处切断两条神经（图6.4）。在腋窝后端、两条神经后端之间插入气囊针，以便用无损伤镊子辅助将神经从胸腔带出。然后将两条肋间神经暴露在皮肤上，用湿纱布包裹，所有神经都用黏性敷料密封，避免在患者体位变化过程中受损（图6.5）。然后放置胸腔引流管，将侧卧位更换为仰卧位。

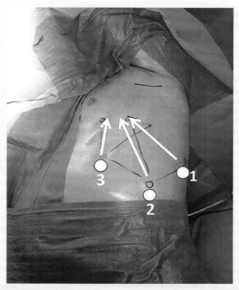

患者取右侧卧位。沿腋窝后线（1）、腋窝中线（2）和腋窝前线（3）的第8肋间隙切开三个切口，每个切1 cm。切口（1）和切口（3）放置器械，切口（2）用于放置机器人的摄像头，方向朝向第3、第4肋机器人操作区域。

图6.1 术前准备

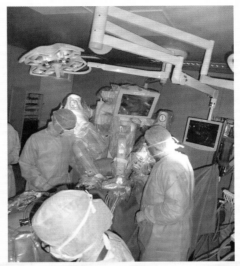

患者取右侧卧位，将达芬奇机器人置于患者头侧。

图6.2　安装达芬奇机器人器械臂

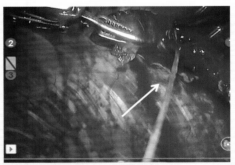

开始剥离第4肋间神经（箭头），沿第4肋间隙切开胸膜，显露神经。

图6.3　胸腔内视图

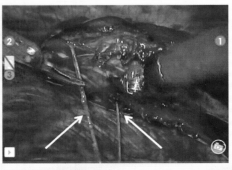

第3、第4肋间神经剥离结束（箭头）。神经在其前端被切断并保留下来，寻找套管进入点，以便从后端切除肋间神经。

图6.4　胸腔内视图

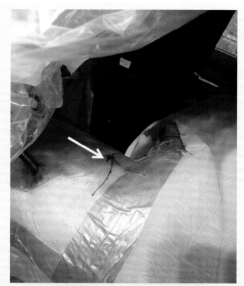

第3、第4肋间神经的前端已从胸廓中剥离（箭头）。

图6.5 胸廓外视图

在第二阶段，患者处于仰卧位，将患肢放在手术支撑台上。切口位于手臂内侧，以便进入肱二头肌的肌皮神经运动支。在患者手臂的侧边缘放置机器人，使机械臂在患者手臂内侧边缘操作。使用两个抓钳和一把单极剪刀在肋间神经与肌肉皮神经运动支进行显微操作。

第二阶段，改变体位后，剥离肱二头肌的运动支肌皮神经，切开进入腋窝以获得最大长度。使用长夹子形成从肋间神经胸部切口至手臂到腋窝切口的皮下通道。使用机器人将肱二头肌肌皮神经运动支的一侧神经末梢与另一侧的两条肋间神经的神经末梢相连，使用10/0尼龙线进行缝合，在缝合区域周围涂抹生物胶（图6.6）。切口在皮肤平面内闭合，不需要放置引流管。

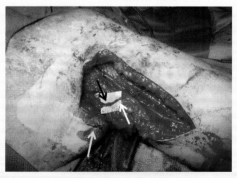

闭合第3、第4肋间胸神经切口（黄箭头）。机器人辅助显微外科手术缝合两根肋间神经（黑箭头）与肱二头肌神经运动支（白箭头）。

图6.6 腋窝视图

在术后护理中，术后的上肢固定、肘部与身体保持固定以避免神经缝合口受压，第2天拔除胸腔引流管，术后第3天回家。患者在第3周复诊，拆除固定、更换敷料和拆线。进行6周关节活动能力的康复，并在术后第6个月对患者进行复查，以观察神经的恢复情况，通常术后1年可以实现肘部的主动屈曲（图6.7，图6.8）。

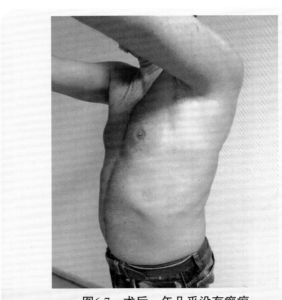 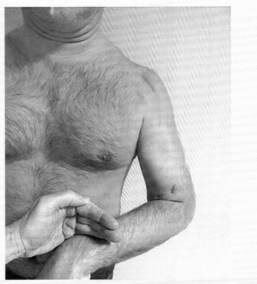

图6.7　术后一年几乎没有瘢痕　　　　图6.8　术后一年肘关节恢复主动屈曲

三、结论

优势：在显微外科手术中，机器人辅助不仅提高了外科医师的操作效率，而且减少了患者的手术瘢痕。

劣势：市场上没有专用设备，虽然最新版本的达芬奇机器人能够减少外科医师手部的微小颤动或震动，但其缺乏显微外科机器人的器械。

· 参考文献 ·

第七章
机器人腭裂手术与模拟器

Dale J. Podolsky, David M. Fisher, Karen W. Wong Riff

Thomas Looi, James M. Drake, Christopher R. Forrest

一、简介

唇腭裂是最常见的出生缺陷之一，全世界每700个新生儿中就有1个患有唇腭裂[1-3]。腭裂被定义为腭突融合失败[1]，需要进行手术矫正，以确保正常的语言和进食、发育，并尽量减少社会歧视。

矫正腭裂的技术多种多样，但都有一个共同的原则：①闭合口腔一侧的黏膜；②软腭的复位和重塑；③闭合鼻腔一侧的黏膜[4]。手术通常在1岁左右进行[4]，一般是在言语发育开始之前。

1.腭裂手术的挑战

腭裂手术需要在婴儿口腔的狭小空间内使用标准器械进行操作，由于手术视野不理想，而且婴儿的口腔组织非常脆弱，外科医师在进行标准的手术步骤时很难把握方向和轨迹，因此需要精确的解剖和组织处理，才能确保腭裂成功闭合[5]。此外，在进行更广泛的解剖时，重要解剖结构的充分显露也会受到阻碍[6-7]。这也是一些外科医师在腭裂修复过程中使用手术显微镜的主要原因[8-9]。有证据表明，外科医师的经验[10-11]和技术会影响患者的治疗效果，经验不足则会加剧手术的难度。该手术在人体工学上也具有一定的挑战性[12]，为了将视野和器械控制在腭部手术区域，外科医师需要长时间保持较为不适的体位。这些特点使得腭裂手术在技术层面上非常复杂，而且难以学习和培训。

2.机器人修复腭裂的潜在优势

机器人系统的开发克服了使用标准器械和腹腔镜器械进行手术的局限性。更加灵巧和微型化的器械可使手术切口更小，并可完成现有器械无法完成的手术。具体而言，手术机器人可以在难以触及的手术工作区提供更好的可视性、可及性、精确性和人体工程学优势[13-14]。由于婴儿腭裂修复手术具有独特的手术步骤和特点，因此腭裂机器人手术利用了机器人增强手术技术，以适应更多的手术环境。

3.腭裂模拟器试验台

手术模拟器可以是虚拟模型[15]，也可以是物理工作台模型[16]。虚拟模型的优点是可以提供基于场景的培训[16]，并易于获得客观的性能指标[15]。物理模拟器的优点是可以模拟物理环境的限制。既往曾开发过几种关于腭裂的虚拟模拟器[17]和物理模拟器[18]，有数据证明，这些模拟器可以提高手术室的效率[5, 19-22]。了解婴儿口腔的感知是培训的关键，而物理腭裂模拟器提供了使用真实手术器械进行腭裂矫正的能力。

开发和验证高度灵活的腭裂模拟器（图7.1～图7.3）的目的是开发一种机器人方法，用于婴儿腭裂手术[23]和手术培训[24-26]。腭裂模拟器可在逼真的物理环境中进行完整的端对端腭裂修复手术。在切割、切开、操作和缝合脆弱的合成组织时，模拟器可以使用真实的手术器械来完成腭裂手术的基本步骤（表7.1）。

经评估，腭裂模拟器是有效且有价值的培训工具。目前已经开发出了评估手术模拟器的有效技术。传统的表面、概念和内容效度框架[27]被Messick提出的统一框架[28]所取代，该框架的主要目标是确定支持模拟器及其开发过程严谨性的证据来源。

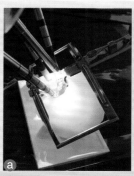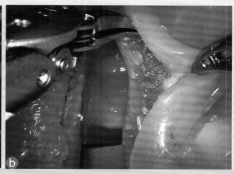

a.腭裂模拟器的外部视图，包括三个达芬奇机器人机械臂和进行腭裂机器人手术的内窥镜；b.使用腭裂模拟器进行腭裂修复时，口腔内机械臂解剖肌肉的视野图。

图7.1　腭裂模拟器

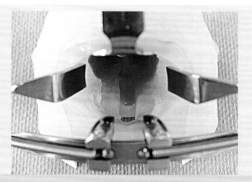

图7.2　模拟器内软腭的手术视野图（右侧切口）

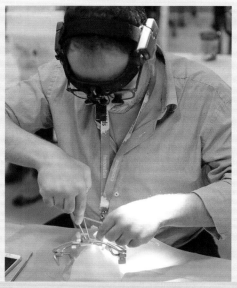

图7.3　在腭裂综合培训班上，学员在腭裂模拟器上练习腭裂手术

表7.1　使用腭裂模拟器进行腭裂修复的主要步骤

顺序	操作	顺序	操作
步骤1	插入全口开口器套件	步骤7	鼻黏膜软腭肌肉组织分离
步骤2	侧方松弛切口	步骤8	鼻黏膜松解
步骤3	内侧裂隙切口	步骤9	鼻黏膜缝合
步骤4	硬腭部口腔黏膜的分离	步骤10	口腔内软腭成形术
步骤5	口腔黏膜与软腭肌肉组织的分离	步骤11	口腔黏膜缝合
步骤6	软腭肌肉组织从后骨裂边缘的松解		

　　3名专业腭裂外科医师参与研制了该模拟器，其中使用了患者图像、大量计算机建模、三维打印，以及聚合物和黏合剂技术，以创建一个高度逼真的模拟环境。26名经验丰富的外科医师在模拟器上进行了修复，结果发现模拟器逼真、解剖准确，是一个非常有价值的培训工具[24-26]。

　　研究还发现，模拟器可提高外科医师对腭裂解剖的认识[24-26]，并有助于规范手术的标准流程[26]。其开发的标准评测工具，已被证实可以评估外科医师的学习曲线，以及客观评价手术技术。在模拟修复过程中，重复使用模拟器可提高技术水平[24]。模拟器是否有效，取决于其是否能够根据以往的经验对技术进行分层。之前的一项研究发现，住院医师、研究员和腭裂专家在使用模拟器时的表现存在差异[24]。在模拟修复过程中，将电磁传感器连接到学员和腭裂外科医师的手部，可以根据经验对表现进行分层。除作为培训工具外，多功能性和精确的口腔尺寸使其成为测试机器人器械的合适媒介。

　　4.模拟器作为开发机器人外科手术方法的试验台

　　机器人腭裂手术目前尚处于实验阶段，鉴于技术失误对患者预后的影响，在对真实患者进行测试之前，探索机器人腭裂修复的可行性是值得的。通过这种方法可以了解设计的局限性，从而在不影响患者安全的前提下开发出更合适的系统。使用手术模拟器开发和测试手术器械是一种行之有效的方法[29-31]，它提供了一个测试环境，可以在不影响患者安全的情况下将器械推向极限，并且更易于探索各种方法。

　　5.经口机器人手术

　　使用达芬奇机器人手术系统的经口机器人手术已成为一种成熟的成年人手术方法，尤其适用于头颈部的消融手术[32-33]。目前，达芬奇机器人仍是美国食品药品监督管理局批准的唯一可进行经口手术的机器人。与传统方法相比，其可降低特定头颈部手术的并发症发病率。然而，达芬奇机器人手术系统是为腹部和骨盆等具备大型体腔的多孔手术而开发的[34, 35]，其在经口手术中的应用之所以发生变化，是因为缺乏更适合这一特殊应用的系统。不过，鉴于达芬奇机器人已被用于经口机器人手术，因此进一步探索其在儿童牙科中的使用也是合理的。

　　6.达芬奇机器人手术系统

　　达芬奇机器人手术系统由一个外科医师控制台（主控台）和一个患者手术平台（从属

台）组成，患者手术平台上有四条机械臂（患者侧操纵器），其中三条与腕式器械相连，不同机械臂的器械可以互换。第四条机械臂与内窥镜相连（图7.4，图7.5），外科医师通过控制台远程控制器械和内窥镜。达芬奇机器人的每条机械臂都有一个对接稳固的远端中心（遥控中心）（图7.4，图7.5）。器械通过体腔壁进入人体（如腹部、骨盆或胸部）操作时，远端中心在体腔壁上的特定位点，其在术中始终保持恒定位置，这一设计特点，可以实现在手术操作过程中，减少器械对体腔壁的牵扯。

　　经口机器人手术的典型设置是将两把器械放置在内窥镜的两侧，用三角定位法设计切口（图7.4，图7.5）。在经口机器人手术中，自然开口是通过口腔而不是体腔壁。因此，经口机器人手术并不需要远端中心。从图中可以看到，当器械和内窥镜进入口腔时，三角非常锐利，几乎呈平行状态。

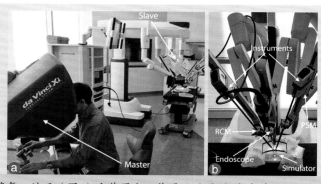

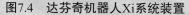

用于模拟婴儿腭裂修复，演示（图a）主装置和从装置及（图b）内窥镜两侧的两条机械臂进行三角定位。Master：主控台；Slave：从属台；Instruments：器械；RCM：遥控中心；Endoscope：内窥镜；PSM：患者侧操纵器；Simulator：模拟器。

图7.4　达芬奇机器人Xi系统装置

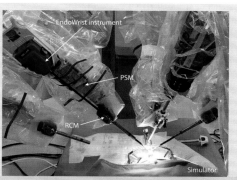

EndoWrist Instruments/EndoWrist：器械；RCM：遥控中心；PSM：患者侧操纵器；Simulator：模拟器。

图7.5　达芬奇机器人Si系统和带腕关节的器械工具，使用腭裂模拟器进行模拟腭裂修复

　　达芬奇机器人最伟大的技术成就或许是腕式器械的功能设计（图7.5，图7.6）。将腕式器械连接到机器人的机械臂（患者一侧的操纵器）上，并通过一根钢缆提供腕部微小运动的动力。腕式装置位于器械的远端，由多个连杆组成，可进行倾斜、摇摆和抓持运动，这样就可以多角度移动手术器械，如剪刀、抓钳或持针器，以及手术刀片、电刀或部分没有抓取功能的剥离器。

器械尖端的横向倾斜运动增加了系统的整体自由度。该系统通过将驱动系统移至连杆水平面附近，实现了腕关节机械装置的小型化（图7.6）。从本质上讲，该设计最复杂的部分位于腕式器械尖端，器械和机械臂对接以实现驱动动力的传递。

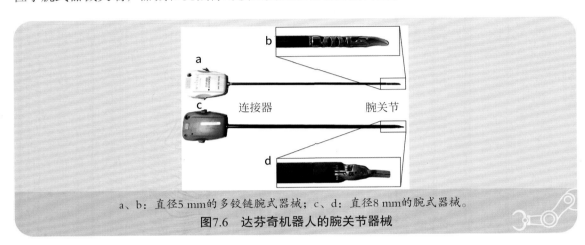

a、b：直径5 mm的多铰链腕式器械；c、d：直径8 mm的腕式器械。
图7.6　达芬奇机器人的腕关节器械

7.经口机器人手术中机器人的局限性

腕式装置可在有限的工作空间内提供3个自由度（倾斜、摇摆和抓持）。这一特点允许器械在狭窄的体腔内以更理想的轨迹和角度进行运动，并实施精确的手术操作。然而，这些器械的尺寸相对较大（直径分别为5 mm和8 mm），而且多臂多孔系统的三角结构需要穿过单个口腔[36-39]，这可能导致手臂与身体经常发生碰撞，限制了器械的移动和操作[23,36]。即使在成年人口腔手术中，这些空间限制也是存在的，而婴儿的口腔明显更小，这就更加剧了空间限制。不过，一篇小型病例报道[40]和几项病例研究[41-42]已将机器人用于小儿口腔。但是由于系统和器械设计的限制，机器人还无法广泛应用于儿科人群[42]。

Sun和Yeung[38]使用优化方法确定了推荐的手部位置，并发现：①器械之间的相对角度应为45°～90°，使其形成一个三角形；②摄像头和器械应形成一个三角形，摄像头位于中间，机械臂相互之间的最小距离为5 cm。这些设置规则也意味着使用机器人进行经口机器人手术极具挑战性。从图7.3中可以看出，器械形成的三角形角度<45°，与套管针的距离<5 cm，对优化视觉和腭部术区操作而言，这种设置显然并不令人满意，术中可能会出现器械活动受限、操作体验差和机械臂的频繁碰撞。

目前机器人手术系统的一个缺点是缺乏触觉反馈。即使视觉提示可为外科医师提供一定程度的反馈，但外科医师可能需要一个真正的触觉系统来防止组织受力过大而导致损伤。

由于手术机器人需要高昂的资金和手术室配套，还会增加手术的时间，因此其使用成本较高[43]。机器人技术是否被采用，将取决于其在改善患者治疗效果的同时，能否充分降低成本，从经济角度证明其使用的合理性。此外，随着未来有更多功能和更优性能的机器人系统问世，机器人手术的前景还是令人期待的。

二、机器人腭裂修复术

1.临床前研究

两项临床前研究调查了使用机器人手术系统进行婴儿腭裂修复的可行性[12, 23]。Khan等（2016）使用儿科气道模拟器，探索了使用达芬奇机器人Si手术系统进行腭裂修复和咽成形术的可行性。他们测试了机器人的最佳设置，发现0°角的摄像头更适合腭裂修复，而直径5 mm的器械最适合咽后壁操作[12]。这种设置方法的优势是提高了机器人系统的可操作性，也符合外科医师和患者的人体工程学。他们认为，使用机器人进行腭裂修复和咽壁手术是可行的。

Podolsky等（2017）使用高保真腭裂模拟器[23-26]，以及配备5 mm器械的达芬奇机器人Si和配备8 mm器械的达芬奇机器人Xi对婴儿进行了腭裂修复的研究。在该研究中，使用这两种系统和配置，从头到尾进行了完整的腭裂修复，对7个方面进行了比较：①机械臂的合理定位；②器械之间的碰撞；③器械与口腔入口之间的碰撞；④器械偏移；⑤内窥镜偏移；⑥理想的手腕方向；⑦优化每个阶段的视觉影像。达芬奇机器人Xi手术系统使用直径为8 mm的较大器械，其性能优于达芬奇机器人Si手术系统的5 mm器械。与Si相比，使用Xi无须重新定位机械臂，从而减少了器械碰撞，增加了器械活动度，并在手术过程中使手腕的方向更加理想。在使用直径5 mm的器械进入硬腭和软腭外侧时，器械会与摄像头发生碰撞。

这些发现归因于5 mm和8 mm腕关节器械的设计有所不同（图7.6）。5 mm器械在腕臂上使用多铰链关节结构，有利于做出更细的器械，但缺点是关节较长。8 mm器械使用传统的针状关节构造，需要更多组件，但该结构的长度较短。与5 mm器械相比，这些设计上的差异使得8 mm器械的轴与其他器械和内窥镜之间的距离更大，整体性能更好。

不过，这两种系统在口腔内部的操作（指硬腭和软腭交界处后方进行的手术步骤）都比较受限。机器人方法的优点包括可视性好、能在口腔内使用腕式器械、减少震颤、灵巧和符合人体工程学的设计，这些特点为更精确的解剖和手术操作提供了可能。不过，器械与口腔入口的碰撞可能会很严重。此外，由于缺乏触觉反馈，无法防止这些碰撞造成严重的组织损伤。本研究的结论是，机器人手术有可能提高腭裂修复的准确性和技术水平。然而，目前系统的设计必须对婴儿口腔内特殊的工作空间和独特需求进行优化。

2.临床研究

Nadjmi（2016）进行了唯一一项临床研究[40]。在这项研究中，术者使用达芬奇机器人Si手术系统和8 mm器械为10例患儿（平均年龄为9.5个月）进行了腭裂修复手术。研究结果显示，与对照组30例接受传统腭裂修复术的患儿进行比较，机器人组的手术时间较长（122分钟 *vs.* 87分钟），但住院时间较短（1天 *vs.* 2.4天）。研究者报告称没有出现并发症。机器人的优点是更符合人体工程学、可视性更好，有利于仔细识别和解剖腭部肌肉组织，缺点是缺乏触觉反馈。研究者认为，使用更小、更灵活的器械可能有助于婴儿的腭裂修复。

总之，这些研究表明，机器人腭裂修复术具有特定的优势，可以提高操作的准确性和术者的技术水平，最终改善患者的治疗效果。不过，现有的机器人系统需要优化和改进设计，以充分发挥机器人的独特功能。

三、用于婴儿腭裂手术的机器人平台和器械

1.整体系统架构

截至目前，经口手术的最佳系统尚未开发出来。如前所述，在口腔内进行手术需要将所有器械和摄像头安装在一个口腔内。因此，下一个问题自然是单孔系统是否更适合经口机器人手术和小儿腭裂手术。单孔系统可分为X型和Y型系统[44]，图7.7显示了单孔手术的设计。在单孔系统中，多个器械通过体腔壁上的一个切口进行手术操作。在经口手术中，端口是间隔开的（图7.7）。X型系统有多个器械穿过一个端口，Y型系统的所有器械都在一个轴上，现在有两种配置：未展开时器械保持在一起，展开时器械打开并分开。

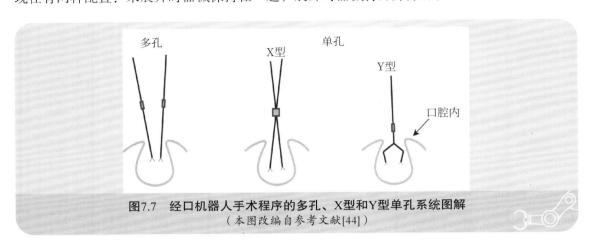

图7.7 经口机器人手术程序的多孔、X型和Y型单孔系统图解
（本图改编自参考文献[44]）

临床上可用的单孔系统有达芬奇机器人SS系统（Single-site，X型单孔系统）和达芬奇机器人SP系统（Single-port，Y型单孔系统）。达芬奇机器人单孔系统在腭裂模拟器上进行了测试，发现它与这种特殊的工作空间并不兼容。Choi等开发了一种类似的系统，是在器械内部增加了一个肘关节，这可能会改善器械的三角定位[45]。

其他几种Y型手术系统也已在实验阶段开发出来[46-50]。目前已开发出一种有趣的经口专用系统，是CardioARM多关节系统的变体，该装置由50个圆柱形单元组成，这些单元通过跟随引导机制工作，每个单元之间的旋转角度为±10°。该系统已在尸体上进行了喉部可视化及器械和内窥镜的输送测试[51]。

单孔系统的最初目标是通过单个切口进行微创手术。然而，在腭裂和经口机器人手术中，它可以直接进入口腔。因此，单孔系统虽然有潜在的优势，但在某些方面可能并无必要。单孔系统在展开时，由于器械触及范围较大，可能会影响口腔内的可操作性。人们期待已久的达芬奇机器人单孔系统似乎是经口手术的更好选择，但由于其关节位置在肘部，实际应用中可能会受到更多限制。

之前使用达芬奇机器人Si和Xi对婴儿进行腭裂修复的可行性测试取得了相对成功[12, 23, 40]，这可能表明优化达芬奇机器人多孔系统可能比开发或使用Y型系统更有前途。X型和Y型系统的主要限制因素是实现腕式器械微型化，同时保持或增加执行复杂手术操作所需的自由度。

2.关节式外科器械腕部结构

机器人器械的衔接技术差别很大，有两篇综述文章总结了每种类型的优缺点[52-53]。可供选择的技术包括连杆、柔性结构、机械电缆、流体驱动和智能材料（如电介质和形状记忆合金）。流体驱动器可能难以小型化，电介质需要非常高的电压才能提供必要的力。例如，形状记忆合金使镍钛诺合金容易微型化，但却难以控制。常用的机械电缆结构有连续式（5 mm的Endo Wrist）和针刺式（8 mm的Endo Wrist）两种配置。如前所述，旋转结构更难微型化，但更为紧凑。根据Podolsky等的研究[23]，在婴儿口腔中使用8 mm器械的效果更好，最有前景的设计可能是微型化的针状连接构造。

四、婴儿腭裂手术机器人器械要求

利用腭裂修复知识、现有机器人系统和实验设计，可以确定最佳系统设计。执行每个普通手术步骤的最小自由度为7个（3个位置、3个方向和1个抓握）。鉴于腭部的独特形状和方向，腭裂手术需要至少7个自由度。器械直径必须＜5 mm，腕部必须有3个自由度（倾斜、摇摆和抓持）。应尽量减少关节的紧凑性，同时确保手术操作的最大强度。系统至少需要3个机械臂（最好是4个），2个或3个器械臂和1个内窥镜臂。设计的另一个技术方面是尽量减少内部摩擦，使导线开口更小，从而有助于小型化。表7.2概述了这些设计特点。

表7.2 腭裂特定机器人系统保真度的设计要求

系统需求	手腕的特殊要求
至少3个机械臂（理想情况下是4个）	至少提供3种自由度（倾斜、摇摆和抓持）
其中一个手臂是用于可视化的内窥镜摄像头	直径≤5 mm
至少7个自由度	紧凑的关节
	最大化强度
	最小化摩擦

达芬奇机器人手术系统满足了许多设计要求，美中不足的是缺乏一个直径≤5 mm更紧凑的腕式器械。因此，开发一种与达芬奇机器人手术系统相关的新型腕式器械可能是一种适宜的设计改进思路，以克服目前使用达芬奇机器人手术系统进行婴儿机器人腭裂手术所面临的挑战。

五、新器械的设计

有人已经开发出一种与现有达芬奇机器人8 mm器械具有类似特性的新型腕关节结构器械（图7.8）[54]。如前所述，8 mm器械在婴儿口腔内的性能优于5 mm器械，因为其关节更紧凑[23]。然而，这种复杂的机制难以实现小型化的设计。新器械的手腕结构采用了不锈钢3D打印技术（图7.8），通过钢索连接到患者手术平台的机械臂上，以实现驱动力的传递。

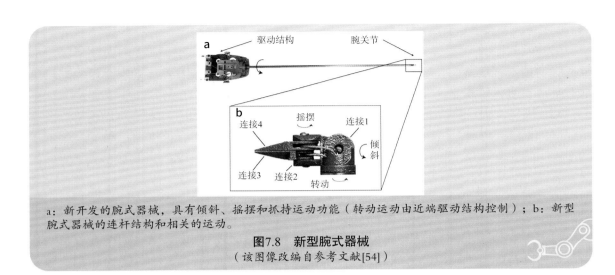

a：新开发的腕式器械，具有倾斜、摇摆和抓持运动功能（转动运动由近端驱动结构控制）；b：新型腕式器械的连杆结构和相关的运动。

图7.8　新型腕式器械
（该图像改编自参考文献[54]）

与现有的达芬奇机器人5 mm和8 mm器械相比，新器械的腕部设计实现了进一步的微型化，直径缩小到5 mm，同时保持相同的自由度并减少连接长度，从而实现了更紧凑的铰接。具体来说，新型器械腕部的总长度（从倾斜轴到偏离轴）为5 mm，而5 mm和8 mm器械设计的长度分别为9 mm和16～19 mm。这使得新器械与口腔开口之间的距离更大，从而能更好地进入腭部和移除器械。

新设计采用了电缆导向槽（图7.8中的连接1），无须使用滚轴，因为滚轴会增加长度，而且难以小型化。然而，电缆导向槽也会增加系统的摩擦力，进而增加电缆张力。利用实验装置，当手腕从中立（0°）倾斜到90°时，缆线张力从0增加到37%[54]。最大允许张力可根据腭裂手术中遇到的组织力确定。初步研究表明，尽管导向槽的摩擦力增大，但在这种应用中，对于尺寸合适的电缆，电缆张力仍在最大张力阈值之内。此外，对这种设计的初步工作空间分析表明，其比现有的达芬奇机器人器械更适合婴儿的口腔[54]。

这种新型腕部设计的另一个挑战是电缆环的长度会随着腕部的倾斜而改变，因此需要新的铰接机制来确保缆线的张力恒定，目前已开发出两种使用弹簧结构或驱动机构控制机制的原型系统[54]。弹簧结构使用弹簧来调节链条长度的变化，而驱动机构控制（图7.8a）有一个更具优势的驱动系统，其利用腕部倾斜和抓持运动之间的连接来确保在倾斜运动过程中保持缆链长度。从本质上讲，这种新的腕部设计降低了腕部结构的复杂性，但增加了摩擦，同时增加了耦合驱动结构的复杂性。这个方案的优点是减少了对驱动器尺寸的限制，有利于小型化。

上述新型腕部器械设计也得到了进一步的改进[55]。改进的内容包括导向槽和驱动结构控制机制。此外，新的修改方案已经成功地进行了原型测试和特征化设计，机械臂直径达到了3 mm。这标志着针状连接构造关节和腕关节的开发取得了重大进展和突破。

六、结论和未来方向

手术机器人为腭裂修复手术的发展提供了机遇，使手术更加精确，并最终改善患者的预后。达芬奇机器人的优势包括可视化、直观化、精确度和优越的人体工程学设计，使手术更具技术性和挑战性。

腭裂模拟器为测试现有和新开发的手术器械提供了一个极其逼真的平台。随着机器人腭裂手术方法的不断发展，模拟器将为实际腭裂手术前的机器人腭裂切除术提供练习机会。除用于器械测试外，模拟器还为使用标准器械练习传统的腭裂切除技术提供了一个高自由度环境。

使用机器人进行婴儿腭裂修复的临床前研究[12, 23]和临床试验[40]前景良好。临床前研究为机器人系统的设置提供了依据，包括器械的最佳位置、方向及特定器械在婴儿口腔区操作的优缺点。目前仅有的一项临床研究[40]表明，使用机器人可以安全地对1岁以下的患儿进行腭裂手术。然而，想要充分发挥机器人的优势，还需要进一步的开发。另外，现有器械体积较大，其设计不适合婴儿口腔内的工作空间。

尽管存在这些限制，达芬奇机器人平台的结构还是满足了婴儿腭裂专业修复手术的许多要求。我们设计并测试了一种与达芬奇机器人平台连接的新型腕式器械，其铰接结构更加紧凑，便于在婴儿口腔的狭小空间内工作。

手术机器人的使用为视觉增强现实功能提供了平台[56]。利用高分辨率CT或MRI数据，可以叠加血管和神经等关键结构。达芬奇机器人[57]目前提供的实时灌注扫描功能，可确保在更加复杂的手术操作中监控腭部的血液供应。

随着更多手术机器人系统的开发和发展，其体积越来越小、操作越来越灵巧、功能越来越强大，机器人手术的利弊问题越来越受到关注。机器人设备成本、额外护理成本和二次手术的并发症成本，需要与患者的获益程度达到平衡。最终，使用机器人修复腭裂对患者预后的影响将决定未来的使用情况，也决定了其能否在全球腭裂治疗领域得到广泛应用。

手术机器人系统为彻底改变腭裂修复方式提供了可能。最初的方法是使用机器人模仿标准器械进行手术，然而，我们需要从一开始就研究最适宜机器人手术的独特方法。例如，如果开发出具有足够小的铰接能力的器械，那么就有可能在鼻腔内修复鼻黏膜，这将为更准确、更精确地修复鼻黏膜提供一个独特的机会。同样，从咽部内部修复前方的软腭及其肌肉组织也可能是有益的，这种方法可以在修复后立即对肌肉肌力进行更准确的评估。尽管这些都是假设的，但它们的概念为这一领域的未来研究提供了一个框架，并可能从根本上改变腭裂修复的方式。

· 参考文献 ·

第八章
显微外科机器人在泌尿外科中的实际运用：优势和成果

Mohamed Etafy, Richard A. Mendelson, Ahmet Gudeloglu, Sijo J. Parekattil

一、简介

1970年，显微镜被首次应用于外科手术。至今，这种显微外科技术在手术中已经被广泛应用，医护人员将其称为外科手术的"新革命"[1]。

近年来，随着医学技术的不断进步，显微外科技术在男性不育症治疗中扮演着重要角色。这些先进的显微工具不断创新，如今已经进入了达芬奇机器人阶段。达芬奇机器人是一种创新的机器人显微外科治疗模式，外科医师可以通过控制多个机器人机械臂完成手术。目前的研究表明，这种机器人辅助下的手术方式在治疗男性不育症方面是安全可行的[2]。这一新的治疗方式为男性不育症患者带来了新希望，也进一步提升了手术的效率和精确度。

达芬奇机器人采用了一台能够进行15倍放大的三维视角摄像头，该机器人拥有4条机械臂，它们能够协同运动，就像外科医师的双手一样灵活。机器人的手腕能够实现180°的关节运动，手指更是可以轻松实现540°的旋转。客观地说，外科医师使用机器人机械臂进行手术甚至比人手更出色，因为其不会受到震颤、肌肉疲劳或肢体妨碍等问题的困扰。以往，助手在手术中需要使用超声探头或其他成像仪器等辅助设备，来帮助主刀医师顺利完成手术。因此，新技术的发展使得外科医师在手术能力上不再受限于人体自身的条件。此外，外科医师通过固定装置操纵机器人的运动，这在很大程度上缓解了震颤和人手的非缩放运动，还减少了主刀对助手的需求[3]。

在将机器人技术引入外科手术后，医师们进行了动物实验和人体试验，以评估机器人辅助腹腔镜手术的疗效和安全性，这些试验的目的是确保外科医师在选择使用机器人辅助显微外科手术时能够安全可行[4-6]。与此同时，当代外科手术和技术也正处于不断发展之中，通过不断的研究，医学界努力提升外科手术的效果和患者的治疗体验，这意味着外科医师将继续与技术革新同步，以提供更安全、更精确、更有效的治疗方案[7]。

本章根据《Cochrane指南》（*Cochrane Guidelines*）和《系统评价和荟萃分析首选报告项目》（*Preferred Reporting Items for Systemic Reviews and Meta-Analyses*）进行了一项关于"机器人辅助显微外科技术对男性不育和慢性睾丸疼痛影响"的综述分析。自2000年以来，我们在MEDLINE、Pubmed和Cochrane电子数据库中利用布尔检索与"男性不育""机器人辅助"和"机器人"相关的文献，并选择了23篇符合当前荟萃分析综述标准的回顾性分析和比较性分析的文章进行纳入。通过这样的分析，我们将深入探讨机器人辅助显微外科技术在男性不育和慢性睾丸疼痛方面的作用。

从外科医师的角度来看，许多以前需要开放手术或腹腔镜手术的病例，机器人辅助显微外科手术可以通过微创轻松完成，这种方法的好处是降低了患者感染的风险，缩短了患者的康复时间，并相应地降低了手术的总体风险。因此，男性患者应该选择手术治疗而不是放弃治疗，尤其是不育症和疝气等疾病。

本章将讨论的技术包括机器人辅助显微外科血管造口术或输精管切除术逆转手术，机器人辅助显微外科精索静脉曲张切开术，以及机器人辅助显微外科提取睾丸精子。这些技术的引入使得外科医师能够更准确、更精细地进行手术，以提高患者的治疗效果和满意度。

二、机器人辅助显微外科血管造口术

输精管切除术后可能出现慢性睾丸痛，这一现象被称为输精管切除后疼痛综合征，这种疼痛与附睾血液充盈和性交疼痛有关，临床上建议这类患者可以考虑进行输精管修复术[8-9]。输精管修复术的目的是通过恢复输精管的通畅性以缓解疼痛症状，该手术是一种有效的治疗方法，可以帮助患者重获舒适和健康。

机器人辅助显微外科血管造口术是用于修复先前断裂的输精管的一种方法，目前已经被证实可以减少一些人为的错误。一项由Kuang等提出的研究[10]指出，虽然机器人显微外科模式的应用可以减轻手术过程中的震颤，但也可能会增加缝合破裂、针头弯曲和缝线松动等问题的发生风险。此外，与传统的显微镜辅助手术相比，使用机器人辅助显微外科血管造口术和没有机器人辅助的手术在减少外科医师疲劳方面没有显著差异。两组患者都成功完成了手术并修复了输精管，让男性恢复了生育功能。然而，这两种手术方式的时间差异很大，传统显微镜辅助手术的平均完成时间约为38分钟，而机器人辅助显微外科血管造口手术则平均需要84分钟。尽管手术时间有很大差异，但考虑到震颤可能对手术结果产生的不利影响，我们仍然推荐使用机器人辅助显微外科血管造口术，因为其可以消除震颤这个不利因素。随着外科医师对机器人辅助显微外科血管造口术的熟悉程度越来越高，在不影响手术质量的情况下，手术时间还可以进一步缩短，这说明外科医师可以通过积累经验提高手术技能，因此未来的手术时间和患者的预期结果都有进一步改善的空间。

医源性输精管梗阻是腹股沟疝修复手术等手术的潜在并发症，成年人发生率为0.3%，儿童发生率为0.8%。因此，这些手术方式还需要进一步创新，因为此类修复手术造成的不育被认为是手术本身引起的炎症和组织纤维化。事实上，"炎症会导致疼痛"，虽然发生这种问题的概率相对较低，但是了解和避免这种情况却至关重要。Trost等解释说，在医源性输精管梗阻的病例中，使用机器人辅助显微外科血管造口术可以改善患者的长期预后，因为机器人模式在其他难以修复的区域具有更强大的手术能力。

Gudeloglu等[12]还报道了180例输精管切除术逆转手术的结果，其中106例患者使用机器人辅助显微外科血管造口术，74例患者使用机器人辅助显微外科血管外膜止血术[8]。在他们的研究中，机器人辅助显微外科血管造口术和机器人辅助显微外科血管外膜止血术的成功率分别为97%和55%，平均手术时间也比较合理，机器人辅助显微外科血管造口术为120分钟，机器人辅助显微外科血管外膜止血术为150分钟（图8.1）。

Fleming[2]指出，使用机器人辅助显微外科血管造口术可以改善手术效果，这可能是因为与传统手术相比，其学习曲线更短。总之，机器人辅助显微外科血管造口术已被证明是一种可行的外科治疗方法，可以改善男性接受输精管切除术的治疗效果。这项技术的引入，为患者提供了一种有效的选择，有助于提高手术疗效和治疗成功率。

三、机器人辅助显微外科精索静脉曲张切除术

精索静脉曲张的治疗方法有机器人手术、腹腔镜手术、开放手术和精索静脉栓塞术等。治疗精索静脉曲张还涉及处理腹股沟/睾丸区域疼痛[13]。Tulloch[14]通过对30例精索静脉曲张患者进行检查，发现了精索静脉曲张与不育治疗及精子发育不良之间的联系。根据Tulloch的

研究，这些情况与绝大多数患者存在不同程度的精索静脉曲张有关。

精索静脉曲张是男性不育的常见原因之一，目前临床上有多种治疗方法可选择，包括开放式手术和经腹腔镜手术[15]。研究结果显示，虽然这些方法都可行，但显微外科技术效果更好。2010年左右，机器人显微外科治疗精索静脉曲张被高成本所限制。然而，随着机器人系统的普及和成本的降低，机器人显微外科治疗变得越来越常见，显微外科精索静脉曲张切除术也成为标准治疗方法。

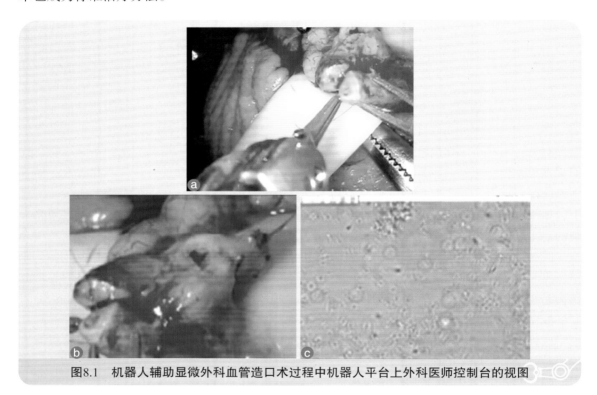

图8.1　机器人辅助显微外科血管造口术过程中机器人平台上外科医师控制台的视图

20世纪70年代，许多专业领域将"显微外科手术"视为一种梦想。直到1985年，Marmar等使用外科显微镜和显微外科工具完成了第一例精索静脉曲张切除手术[16]。这是全球首例精索静脉曲张显微外科手术，这一突破标志着显微外科手术可以在精索静脉曲张治疗中应用。显微外科治疗在改善精液质量方面表现出良好的效果，包括精液浓度和精子运动性的改善[17]。在不到10年的时间里，Marmar已经成功进行了600多次显微外科手术，复发率<1%（0.82%）[18]。直到2008年，Corcione等进行了第一例机器人辅助显微外科手术——精索静脉曲张切除术[19]，这一新技术的引入进一步推动了精索静脉曲张治疗领域的发展。机器人辅助显微外科精索静脉曲张切除术在广泛应用中面临的主要障碍，主要是机器人显微外科平台的高成本和可用性问题。然而，随着时间的推移，这些问题已经逐步得到改善，这使得机器人辅助显微外科手术——精索静脉曲张切除术更加容易普及和被接受。现在，越来越多的患者能够从这项先进的治疗技术中受益。

机器人辅助显微外科手术——精索静脉曲张切除术的效果反映出显微外科手术的优势。

由于使用机器人技术降低了对外科手术助手的需求，所以手术成本也相对较低。此外，收集的数据还包括外科医师在使用这项技术时的初次表现结果，其中包括学习曲线。这就意味着随着外科医师在机器人辅助显微外科手术——精索静脉曲张切除术方面的熟练程度提高，治疗精索静脉曲张的效果可能会超过传统显微外科技术[20]（图8.2）。

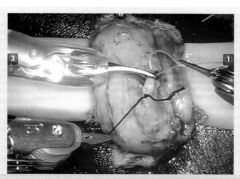

图8.2 机器人辅助微创手术中机器人平台上外科医师控制台的视图

我们中心成功报道了首次使用经交叉入路进行机器人显微外科去精索神经支配和精索静脉曲张切除术的情况（图8.3），这一新方法取得了很好的效果，其临床优点可能是在不引起腹股沟区疼痛的同时，获得了更好的美容效果。然而，为了充分评估该方法的优点和局限性，我们还需要进一步的临床实践。在15例患者中，73%的患者在3个月的随访期内疼痛明显减轻，并且阴囊切口的愈合瘢痕比标准腹股沟下的切口更小。此外，没有患者报告阴囊切口部位的麻木和疼痛情况。

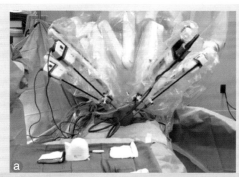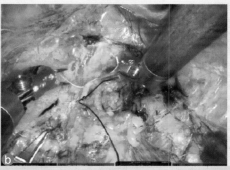

a.经阴囊套管针和机器人器械配置；b.机器人辅助经阴囊精索静脉曲张切切除术中外科医师控制台的视图。

图8.3 经阴囊精索静脉曲张切除术

四、精索显微外科手术

长期腹股沟疼痛会使人感到疲倦和虚弱，精索腹股沟下神经切断显微外科手术（microsurgical subinguinal denervation of the spermatic cord，MDSC）是治疗这种疼痛的方法之一。此外，受伤会对患者的心理产生明显影响，如该部位的疼痛感增强[21]。

1.手术过程

机器人显微外科医师通过对已知无损伤动脉的神经纤维结构（包括睾丸、乳头肌组织和输精管组织）进行分离来减少鞘膜积液的发生，并尽可能保留淋巴组织。此外，保留输精管是为了减轻阻塞，并保护患者的生育能力[9]。

采用这种方法的目的是中断睾丸/阴囊内容物与大脑之间的神经通路，从而减少传入神经组织的刺激，由此减少可能存在的疼痛问题（图8.4）。

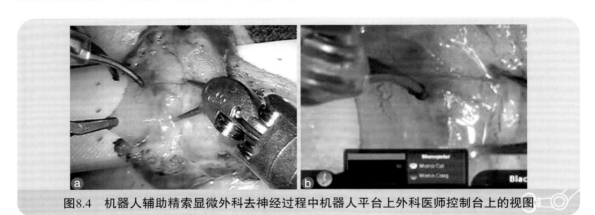

图8.4　机器人辅助精索显微外科去神经过程中机器人平台上外科医师控制台上的视图

只有出现精索阻滞的阳性体征，才会被视为执行该手术的适应证。Levine等的研究表明，神经阻滞的积极反应与疼痛的显著减轻（超过50%）和永久缓解疼痛之间存在正相关[9]。Benson等的研究证实，在接受MDSC后，对脐带阻滞反应呈阳性的一氧化碳中毒患者的疼痛症状得到了持久彻底的缓解[22]。

2.结果

Marconi等对50例患者进行了慢性阴囊疼痛的评估。在局部麻醉下，50例患者均在接受精索阻滞治疗后取得了良好的效果。通过疼痛视觉模拟评分量表进行评估，结果显示，术后6个月内，80%的患者疼痛完全缓解，12%的患者疼痛轻微缓解，8%的患者疼痛没有缓解[23]。

我们中心对872例接受机器人辅助精索腹股沟下神经切断显微外科手术治疗的患者（共计772名）进行了回顾性研究。研究结果显示，在24个月内，83%的患者（718例）的疼痛显著减轻，17%的患者（142例）表示疼痛没有缓解。

· 参考文献 ·

第九章
机器人保留乳头乳晕复合体的乳房切除术即刻假体乳房重建

Benjamin Sarfati, Samuel Struk

一、简介

保留乳头乳晕复合体的乳房切除术（Nipple-sparing mastectomy，NSM）的肿瘤安全性已得到证实，但其在根治性手术中的适应证尚有待明确。通常，NSM因暴露相对困难，其技术比保留皮肤的乳房切除术更为复杂。因此，NSM切口的选择至关重要，不充分的暴露可能会导致腺体残留，这是决定重建成功与否的关键因素[1]。任何乳房上的切口都必然会破坏切除皮瓣的局部血供，从而增加皮肤及乳头乳晕复合体坏死的风险，尤其是环乳晕切口[1]。暴露困难也可能因拉钩长时间牵拉导致乳房皮瓣更加脆弱，进一步增加皮瓣坏死的风险。放射状切口及环乳晕切口可能会导致乳头畸形或继发性乳头乳晕复合体移位[2-3]。

为了克服以上缺点，腔镜下的NSM应运而生[4-6]。但由于技术上的限制，长直且不灵活的器械并不适用于乳腺的自然生理弧度，因此这一技术在临床实践中未被完全接受[4-7]。Toesca等首次报道了机器人辅助保留乳头乳晕复合体的乳房切除术（robotic nipple-sparing mastectomy，RNSM），并进行即刻假体乳房重建[8-9]。具有7个自由度的机器人器械所具备的灵活性、手术部位的高清立体视觉及视野的缩放，打破了传统腔镜的缺点所带来的困境[9]，提高了NSM手术切除肿瘤的安全性并兼顾了美容效果。

和Toesca的方法有所不同，我们确立了机器人辅助保留乳头乳晕复合体的乳房切除术——即刻假体乳房重建术的操作流程和模式[10]，并在Gustave Roussy癌症中心进行了前瞻性研究，用于评估该手术的可行性、安全性及可重复性[11]。

二、机器人辅助下保留乳头乳晕复合体的乳房切除术的优势

NSM在技术上比保留皮肤的乳房切除术更具挑战性，首先，该术式要做到更小的手术切口，术野的暴露也更加困难，由此可能会导致腺体切除不完全[1]。例如，一些研究报道腺体残留风险与选择乳房下部切口具有相关性[1]。其次，术野暴露困难会导致拉钩的使用时间延长，进而可能损伤乳房皮瓣并增加皮肤或乳头乳晕坏死的风险。再次，乳房上的切口也会破坏乳房皮瓣的血液供应，增加皮肤和乳头乳晕坏死的风险。最后，有些切口可能严重影响乳房重建术后的美观效果，如放射状切口和环乳晕切口与乳头变形或继发性乳头乳晕复合体移位有关[2-3]。因此，选择正确的切口至关重要。

在机器人辅助下进行NSM手术有4个优点：①机器人辅助下能够确保更好地暴露术野，在内窥镜视野下切除乳房腺体；②该术式在患者的侧胸部位做短切口，术后可以被患者的手臂完全覆盖遮挡；③该术式切口不在乳房皮肤上，不会破坏乳房皮瓣的血供，降低了皮肤和乳头乳晕坏死的风险，避免继发性乳头乳晕变形或偏移；④由于切口无张力，并与植入物有一定距离，因而术后伤口破裂及假体外露的风险也大大降低。

三、患者选择

对于具有NSM适应证，并且乳房罩杯小于或等于C、轻至中度下垂（Regnault分级Ⅰ-Ⅱ级）的患者，均可以考虑行RNSM。如果乳房过大或严重下垂，需去除部分皮肤（"倒T形"切口），则不考虑机器人手术。此外，须联合前哨淋巴结活检并非禁忌证，因为可在无机器人辅助时通过同一切口完成活检术。

四、术前画线

术前画线采取站立位进行（图9.1）。首先标记乳房的基底面，随后描绘胸罩轮廓，最后画出切口位置。然后由侧胸入路需从胸罩上缘向下做一条3～4 cm长的竖直切口，自此切口起始处下方8～9 cm的位置再做一条约1 cm的竖直切口，这些切口均位于乳腺外侧皱襞后方6～7 cm处，隐藏在患者的手臂和腋下，不暴露于可见区域。再经由这些切口进行乳房切除及假体重建，在上方切口插入两个戳卡后进行操作，最后经由这一切口将腺体取出并置入假体，完成即刻乳房重建术。下方的切口插入第三个戳卡，在手术结束后用于放置引流管。

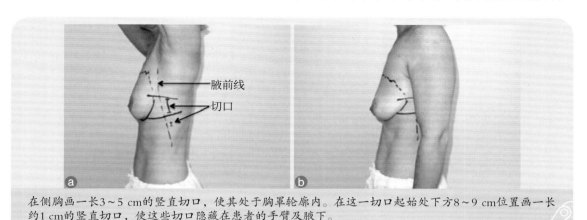

在侧胸画一长3～5 cm的竖直切口，使其处于胸罩轮廓内。在这一切口起始处下方8～9 cm位置画一长约1 cm的竖直切口，使这些切口隐藏在患者的手臂及腋下。

图9.1　术前画线

五、手术操作

使用达芬奇机器人Xi™（直觉外科公司®，美国加利福尼亚州，桑尼维尔市）手术系统实施该术式。患者取仰卧位，患侧上肢外展90°置于手术托架上，机器人置于患者头侧。在进行机器人操作前，使用含有1 mg/mL肾上腺素的生理盐水进行术区皮下注射，方便皮下腺体分离并达到减少出血的目的。沿画线切口切开皮肤后，用组织剪最大限度地分离皮下腺体（图9.2）。手术的两个切口之间需要游离贯通，以便能在内窥镜观察下插入手术器械。之后将手臂置于头顶上方，内旋90°，以减少患者手臂对机器人的阻挡，并且在这种体位下操作，能够有效避免臂丛神经损伤。将3个直径8 mm的戳卡插入切口后缝合皮肤。将机器人定位标志与皮肤切口和乳头对齐，并在其引导下完成机器人与戳卡的对接（图9.3）。将一个戳卡连接二氧化碳气腹机，并在手术过程中维持10 mmHg的压力，以便为手术创造开阔的操作空间（图9.4）。首先将机器人30°镜头（直觉外科公司®，德国登茨林根）插入中央戳卡，随后在直视下在其他戳卡中无损地插入各手术器械。手术过程中，使用单极弯剪（直觉外科公司®，美国加利福尼亚州，桑尼维尔市）进行切割，使用双极抓钳（直觉外科公司®，美国加利福尼亚州，桑尼维尔市）进行牵引、暴露、烧灼止血等操作。由外向内完成对皮下腺体的完全剥离，直至腺体边缘（图9.5a），最后完成腺体与胸大小肌之间的分离（图9.5b）。如果行胸肌后假体植入乳房重建术，则进一步分离胸肌后间隙。手术完成后撤除机器人并取出戳卡，将患者手臂重新置于手术托架上。通过最大切口完整移出切除的乳腺并进行病理学检查（图9.6）。通常4 cm的切口足以通过C罩杯大小的乳腺标本（图9.6，图9.7）。通过低位不足1 cm切口放置1条引流管并固定。机器人辅助乳房重建术通常可选择胸肌前或胸肌后假体植入，但需在胸大肌外缘缝合2～3针封闭假体囊腔，避免出现术后假体向外侧移位。

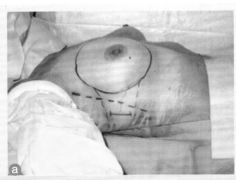
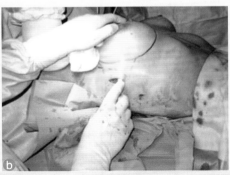

译者注：杜雷特峰（Crests of Duret）通常易展现在钼靶影像中，把附着的大量浅层乳腺小叶在其峰顶连向浅层筋膜。乳腺约有100个小叶群，由小叶间结缔组织分隔延续腺叶外围构成库珀韧带，而杜雷特峰谷正是通过库珀韧带将腺叶前部连向深层。

图9.2　用剪刀尽可能对腺体进行皮下剥离至杜雷特峰水平

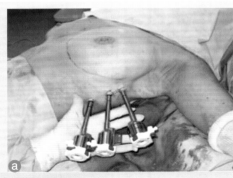
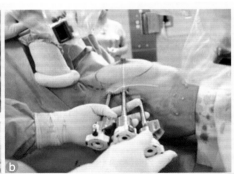

图9.3　机器人的对接

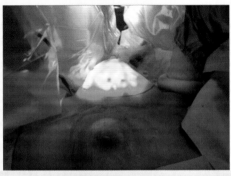

将一个戳卡接口连接二氧化碳，并在操作中维持8 mmHg的压力，为手术操作创造开阔的空间。

图9.4　二氧化碳注入

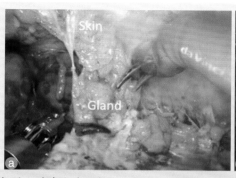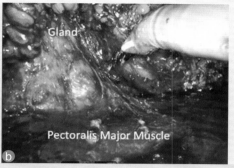

a.使用机器人对腺体进行皮下剥离；b.胸肌前剥离。Skin：皮肤；Gland：腺体；Pectoralis MajorMuscle：胸大肌。

图9.5 机器人手术操作

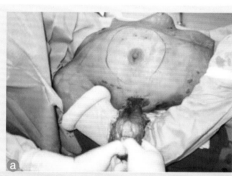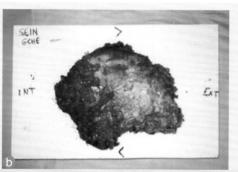

a.通过最大切口整体移出腺体标本；b、C罩杯腺体标本展示。

图9.6 移出腺体标本

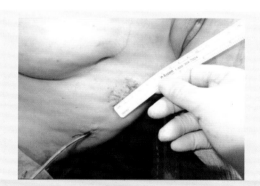

图9.7 切口<4 cm

六、结果

2015年12月至2017年7月，我们开展了一项前瞻性的临床研究，旨在评估RNSM联合即刻假体乳房重建的可行性和安全性。这项研究在33例患者中开展了63次RNSM联合即刻假体乳房重建术（图9.7），术后均未出现皮瓣坏死或乳头乳晕复合体坏死。其中1例因出血量大转为开放手术（1.6%），出现感染3例（4.8%），假体取出1例（1.6%），未出现其他手术并发症（图9.8～图9.13）。

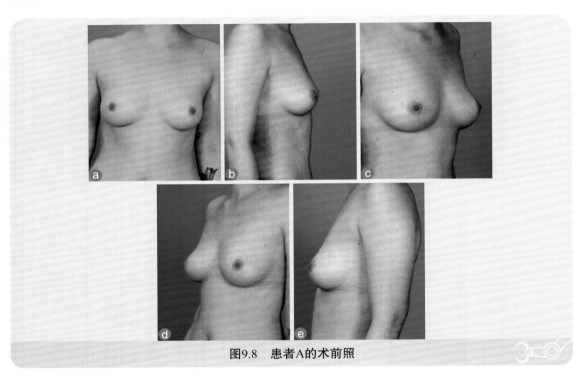

图9.8　患者A的术前照

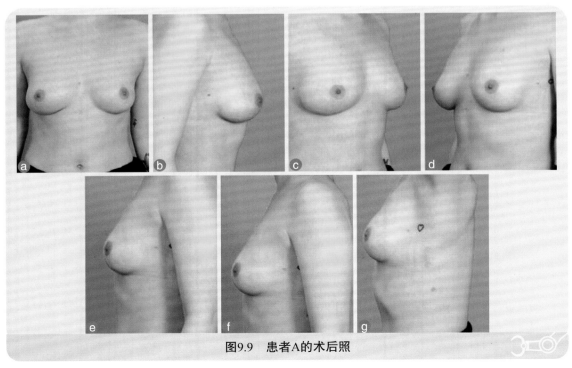

图9.9　患者A的术后照

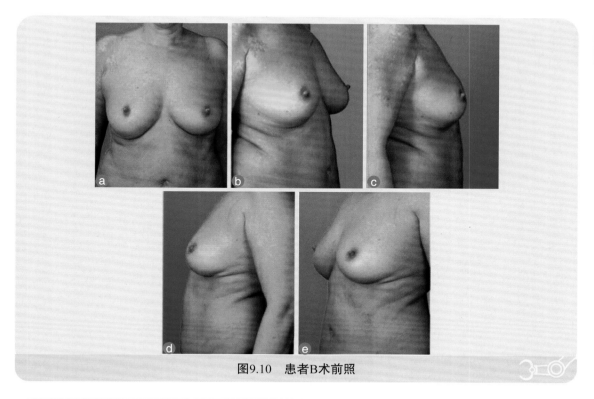

图9.10 患者B术前照

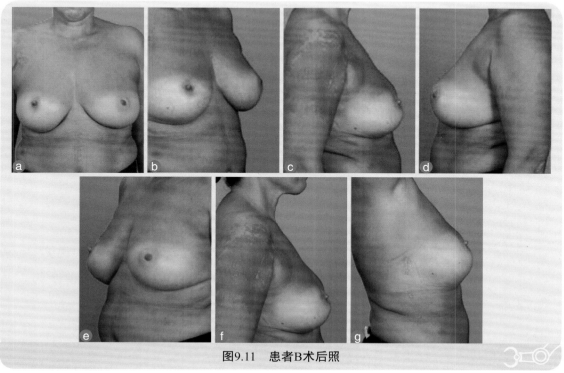

图9.11 患者B术后照

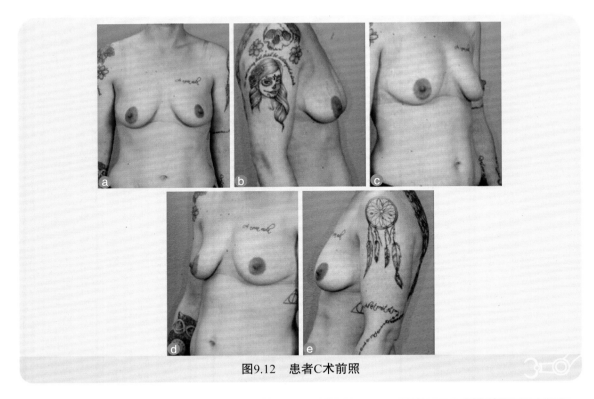

图9.12　患者C术前照

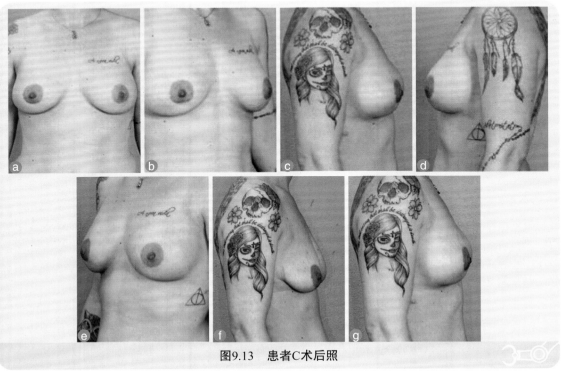

图9.13　患者C术后照

七、结论

该技术的优势是可以通过可接受的、更短的切口进行手术，并且能够最大限度地保留乳腺皮瓣的血供。然而，与开放手术相比，机器人辅助下保留乳头乳晕复合体的乳房切除术即刻假体乳房重建术治疗乳腺肿瘤的安全性和美容效果已得到证实，皮瓣和乳头乳晕复合体的坏死率还需要长期随访数据进行研究。

· 参考文献 ·

第十章
整合机器人技术与整形外科实践

Alice S. Yao, Lars Johan M. Sandberg

一、机器人整形手术的优势

机器人辅助手术在整形和重建外科领域尚属于新兴技术，但其优势已经在新生和成熟的临床实践中崭露头角，包括改善患者预后、招募新的患者和转诊医师、获得媒体或机构的关注及拓宽外科医师的手术技能。

对任何一位医师而言，改善患者预后对他们有很大的吸引力。例如，机器人辅助获取腹直肌可以减少瘢痕负荷、疼痛和住院时间，使患者早日重返工作岗位[1]，这不仅有益于医师现有的临床实践，还能吸引患者的兴趣，从而招募更多的患者。即使这些患者最终不一定需要手术，但在竞争激烈的领域中，掌握多元化手术的外科医师还是会更受欢迎。

同样，开展先进手术技术可能还会吸引一个新的主诊医师群体，尤其是可能在本专业中使用机器人辅助手术的医师。例如，如果结直肠外科医师能够使用机器人手术行腹会阴联合切除术，从而避免开腹手术造成的瘢痕，那么理想情况下重建外科医师也可以采用微创方法进行重建，如使用机器人辅助带蒂腹直肌皮瓣重建。即使是不开展机器人手术的主诊医师，也可能对更为创新和先进的整形手术实践更感兴趣。

除了招募新的患者和主诊医师，机器人手术还可以从更广泛的意义上引起对整形手术实践的关注。以往媒体的关注度往往集中在药物创新上，而外科医师使用新技术，不仅可以吸引外界媒体关注自己的实践，如果他们隶属于医院或学术中心，还可以吸引媒体关注其所在的机构。在这种情况下，他就有可能争取到更多的学术或财政政策。如果医院支持技术创新的话，那么可能会进一步支持医师的技术追求，从而创造一种协同、互利的关系。

最后，学习机器人技术是所有整形外科医师拓宽视角和学习新技术的好机会，尤其是整形外科医师，他们应该在变革的时代更具有可塑性，紧跟年轻一代的医疗需求。任何实践都不应停滞不前，而新技术可以推动外科医师学习新技能和新的思维方式。即使机器人不适用于部分外科医师的实践，了解其适应证也有利于医师和患者讨论病情，这样当患者存在临床指征时，就可以转诊给掌握该技术的其他医师。

为患者提供最好的治疗是一件值得尊敬的事情，最重要的是，学习新技术和接受新技术意味着整形外科医师为不断变化的医学领域做出了更多的努力。这些变化在短期内可能微不足道，但从长远来看，随着外部世界的观点转变，这种技术也将会发生质的变化。

二、机器人实践的可行性（美国观点）

一旦外科医师认为机器人手术是一种值得追求的技术，那么考虑将其纳入整形外科实践的可行性就至关重要，这里需要考虑的因素也有许多。

1.适应证

目前，达芬奇机器人已通过实践证实了应用于整形外科领域，如经口头颈手术、获取组织瓣（背阔肌组织瓣或腹直肌组织瓣）、显微外科和淋巴外科的手术适应证[2]。新兴研究包括机器人辅助乳腺切除术和乳房重建[3-4]，而且前景无限。然而，在该领域投入大量精力前，医师应该对实践中需要经历的流程有一个明确的思考，这可能与外科医师接诊的病源或患者群体有关。例如，与耳鼻喉科医师合作可能需要掌握经口机器人组织瓣重建技术；如果是接诊大量乳腺癌患者的整形外科医师，则需要掌握机器人辅助背阔肌组织瓣乳房重建技术。

超显微外科是机器人实践中的理想概念之一。在微小结构上操作时，消除震颤和运动缩放的优势显而易见[5]。淋巴管静脉吻合术（lymphovenous anastomosis，LVA）是目前最常见的超显微手术，而机器人LVA正在向市场进军（图10.1）。然而，达芬奇机器人的光学和仪器还需要开发和优化，才能使其在超显微手术中发挥作用。目前，除计划在美国执业的外科医师还无法实现这一技术外，在其他国家上市的系统已经迅速在当地市场取得成功。

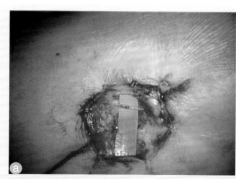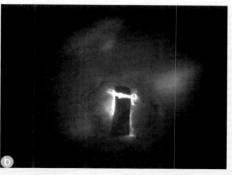

图10.1 含有吲哚菁绿的0.7 mm手工缝合LVA穿过吻合口，该手术适用于未来的机器人显微外科手术

2.可及性

根据医师所在医疗系统的位置和类型，能否接触到机器人可能会成为机器人手术发展的限制因素。由于机器人的标价为100万～200万美元[6]，因此新进入这个领域的医师必然没有资源独立购买，大多数医师还是需要使用医院的器械。一方面，虽然城市中的医院往往已经拥有较多数量的设备，但不一定代表设备可以共享。大型学术机构有许多泌尿外科医师、妇科医师和生殖外科医师在争分夺秒地使用机器，因此可能会严格限制新人使用机器。另一方面，较小的社区医院如果恰好有机器但没有充分利用，可能就会允许更多术者利用他们的资源。这在每个机构呈现出高度差异化，是值得整形外科医师研究的相关细节。如果新人在实践之前需要额外培训，那么还需要找到可供使用的机器人模拟器，情况相对会更加复杂。

最后，除了具备必要的机器或设备，还需要有经过培训的机器人手术室的工作人员。除非医院已有相关工作人员可随时与其他科室合作（并愿意分享），否则外科医师可能需要自行培训工作人员，或者要求器械公司的代表给予支持。需要注意的是，即使机器本身已被批准使用，公司通常也不会为非美国食品药物监督管理局批准的程序提供支持。

3.培训

由于机器人手术不属于整形外科领域的既定亚专业，因此每个外科医师需要独立寻求技术培训，这意味着他们需要跟随为数不多的成熟机器人整形外科医师进修，或自行学习这项技术。在为活体患者手术前，不仅需要练习使用机器人模拟器，还需要使用机器人动物或大体实验室练习机器人技能。需要注意的是，模拟器无法取代专家指导、临床经验和反馈。

4.认证/医院批准

与培训相似，由于缺乏既定的程序，该领域的认证也相当棘手。需要考虑的因素包括政府法规和机构法规。在这种情况下，大型学术中心对法规、行政管理和繁文缛节要求更多，而小型社区医院却可能具有更大的灵活性。一般而言，美国的医院至少会要求具有机器熟练度证明（直觉外科公司提供的证书）、培训期间接受过手术患者的病案日志，以及来自考察人员对医师使用该技术安全性和有效性的同等证明材料。另外，无法通过导师学习的医师需要申请机构审查委员会（IRB）或研究器械豁免（IDE）的批准，以便临床操作之前有机会在动物或尸体上进行这项技术的练习。

5.支持

仅有医院批准手术，并不意味着系统会支持医师的努力。行政人员和其他外科医师可能认为使用机器人进行整形手术是一种不便，甚至是对当前现状的威胁，因为经常会有其他手术占用机器人时间从而产生阻碍，因此医师可能需要就近寻找其他没有垄断机器人时间的场地。令人震惊的是，医师甚至可能会遇到科室内部的抵触，因为高年资医师可能会认为新技术和竞争性实践对其来说是一种威胁。尽管医院给予了积极的支持，但因为设备和财务资源利用的压力，医师可能仍会在机构内部得到负面反馈。

6.财务

下一个最重要的可行性问题在于，将这一改变整合到整形外科实践中是否值得。目前美国尚没有针对整形外科病例的机器人手术的CPT代码或修饰符，可能正在制定中。额外报销的唯一选择是使用"额外复杂性"代码，但保险公司并不总是接受该代码。因此，在专业费用方面，如果整形外科医师有接受现金支付并愿意支付机器人手术费用的患者，那么可能更值得在此类人群中尝试。然而，如上所述，在患者、医师和机构中开拓新视野的确价值不菲。在技术费用方面，使用机器人手术室的报销率高于常规手术室，就意味着机器人手术的设施费用更高，这些都可以转化为更高的医院收入。根据医师所在医院或系统的情况来看，机器人手术的贡献量可能高于类似的开放手术。

7.时间/精力

由于机器人整形外科亚专业在整形外科领域仍处于起步阶段，因此这一尝试需要巨大的努力。对机器人手术感兴趣的组织，他们可能会在学习技能和接受推广的过程中遇到多种障碍，因此对于时间有限的临床医师来说，不建议他们进入其中。最好是刚开始实践或者愿意放弃现有实践的医师进来，以支持这一新兴领域的技术进步。

三、机器人实践的可行性（国际视角）

除美国以外，将机器人技术纳入整形外科实践的过程在许多方面与上述相似。不同的国家、不同的文化和体系，在背离传统技术、引入新概念时，都面临着一系列独特的实践挑战和文化挑战，我们不能低估这些挑战。以下是在社会化体系中建立机器人实践所面临的一些常见的挑战。

1.适应证

在社会化体系中，患者招募不同于美国。转诊是基于诊断和医院承接区域进行的，不能转诊给个体外科医师，除非对方是提供特定治疗的外科医师。因此，是否在整形外科中使用机器人技术主要取决于整形外科医师的动机。与患者招募不同，将新的手术方法引入自己的国家，仍然需要大量的时间和努力，因为其必须证明新技术的价值。如果外科医师对开展新技术特别感兴趣，如机器人辅助整形外科手术，那么他可以通过研究或开展效益/成本分析（参见"开展机器人手术实践的实用方法"部分）进入批准流程。

2.可及性

机器人的获取一般会产生昂贵的费用。在某些情况下，申请研究基金来获取机器人可能比普通的医疗基金更为容易。如果外科医师能让人们达成共识，认为有必要进行机器人辅助整形外科手术，那么医院通常会乐于提供机器人设备。然而，与美国的情况相似，不同专科在使用机器人方面存在竞争。与其他团队合作，让更多的患者受益于微创手术，如机器人辅助直肠癌手术，可以实现有益的合作，而非竞争。

医院通常会要求尽可能减少其他"常规"手术的等待名单，否则可能会受到处罚。在社会化体系中，手术室的时间并不容易获取，因为手术时间有限且不太灵活。对于社会化医院来说，较长的等待名单或手术时间并不受欢迎。因此，在考虑新技术时，保持手术的高效非常重要。

在设备方面，与美国相比，海外有许多其他设备可用，而美国市场则限于一种垄断。在马斯特里赫特（Maastricht）大学，目前正在测试使用Microsure机器人用于LVA。Microsure（来自荷兰）利用最佳操作显微镜开发了一款便携系统，并允许其使用常规的超显微外科设备。Medical Microinstruments（来自意大利）开发了一套专业的超显微外科机器人系统，该系统还兼容高分辨率的显微镜和外视镜，这些系统的商业化运作使机器人LVA在广泛范围内得以应用。由于这些机器人在整形外科以外的领域应用较少，所以减少了设备可用性的竞争，但要求整形外科医师或科室负责设备的采购。值得庆幸的是，这些机器人的价格可能明显低于达芬奇机器人手术系统，这有利于加快商业化进程。

3.培训

对任何手术实践来说，扎实的知识和经验均是提供安全、高效手术的基础。由于机器人整形手术还处于起步阶段，因此无论是在美国还是海外开展，都建议去知名的机器人整形外科中心或寻找其他综合培训项目进行深造，以便打好坚实的基础。

机器人整形手术结合了显微外科和腹腔镜技术，率先掌握这些技能有一定的优势，但不是必需。在许多国家，除整形外科外，获得其他专业的高度专业化机器人培训通常需要参加其他专科培训计划。对于正在接受培训的整形外科医师来说，要安排这样的培训并不容易，如果该医师不打算留在同一亚专科内，项目主任可能会认为他是在浪费时间。

许多较小且偏远的国家缺乏整形机器人外科中心，这通常意味着医师在显微外科研究生项目中需要出国接受由外科医师指导的熟练整形机器人的培训。非美国居民在美国进入研究生项目需要获取外国医学毕业生教育委员会的证书，而为了获得这一证书，需要进行大量耗

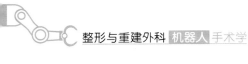

时的准备和努力[7]，但该证书并不允许在美国地区开展工作。此外，如果计划在提供整形外科手术机器人的地点进行显微外科研究生项目配对，那么还需要办理签证[8]。

4.认证/医院批准

在社会化体系中引入创新技术，如机器人手术，通常需要关注患者和整个健康系统整体获益的循证证据。我们需要正视有限资源的合理使用通常都在高校中完成，但如果具备应有的知识，那么也可以在有强大学术和创新背景的医院中进行。在某些国家，引入创新技术必须要进行正式的结果分析，因此要对医院管理层进行全面评估，旨在得到对该技术的效益、成本、安全性、伦理方面、组织结果、培训需求、人员配备、对当前条件的评估、现有资源、投资需求、对其他科室的可能影响、患者物流、可以受益于该技术的患者数量及来自院外的新转诊的评估结果，此外还须进行正式的文献检索。该申请需要经过独立同行评审和财务法人的审查，然后由管理层做出决策。对申请人来说，这种结构化的多步骤评估过程是一种有价值的工具，它提供了一个结构化和清晰的路径。然而，在不同系统中，该过程可能需要较长时间。在具备新型有效的方法但文献资料有限的情况下，可能还需要进行有组织的前瞻性研究。在社会化系统中引入新技术并不容易，它需要有支持和创新友好的环境，其中管理层愿意为患者投入微创机器人手术和机器人超显微手术的时间和资金至关重要。同时，机器人的新用途也不能干扰医院的必需活动，否则可能会产生罚款。另外，高校附属医院的规定通常更有利于创新。

5.支持

各个层面的支持都至关重要。导师的支持可以帮助开展机器人手术项目，这是一个无价的资源。通过外部导师的人脉关系，还可以在某些社区中提高该技术的受欢迎程度。

人际网络的另一个方面是在诊所和手术室中建立合作团队。笔者的经验是，让团队参与决策并鼓励团队提供意见，有助于实现最终目标。护士和技术人员可能在不同专业的程序中涉及专业知识，而这些知识很可能适用于整形外科手术。革命性新手术通常具有陡峭的学习曲线，对于外科医师及其团队均是如此。研究显示，最初手术时间会有所增加，并且需要技术停滞的时间。重要的是，要让团队成员加入以防产生挫折感，并让手术成为一种令人激动的体验，这种"草根"支持是非常重要的。Selber将团队比作赛车队的关键组成部分，这是外科医师成功的关键[2]。可以选择与一个小团队及全身心投入的工作人员合作。关心手术程序的后勤工作，不仅可以促进对程序的深入了解，还可以向团队表明外科医师其实在关心手术的各个方面。

最后，在现代社会化国家中，驱动的需求通常由患者支持的组织来进行处理，但是患者的选择比美国受限。在引入新技术的过程中，患者支持组织可以成为有力的合作伙伴。

6.财务

社会化医疗体系也使用CPT代码来确定资金分配，并激励医院提供高效和高质量的护理。然而，个体外科医师并不能从这些代码中获益。以挪威为例，代码ZXC 96"机器人辅助手术"是一个可将手术报销金额提高29.3%~58.6%的修饰符，当然这是支持机器人整形外科项目的一个强有力的论据。

引入机器人辅助手术等新技术，除了能带来学术声誉，还能获得政府和其他研究资金，这对管理层可以起到较好的激励作用。

四、开展机器人手术实践的实用方法

外科医师一旦决定进行机器人辅助整形外科手术，便需要考虑以下步骤。

1.学习技术

最简单的方法是找到全球少数几位专家的学徒工作机会，这种临床实践最符合学员的学习要求。请注意，参与机器人辅助手术的大多数整形外科医师的研究范围较为狭窄，如肌瓣移植（如背阔肌或腹直肌）。另一种可能性是在其他领域（如泌尿外科或普通外科）找到一位机器人外科医师作为导师。虽然这些手术有所不同，但是大部分机器人技术是相似的，包括手术通道和对接。如果不可行，就必须寻找机器人模拟器或实验室。最好是找到一个机器人大体实验室，但这些地点也有限制，并且可能不会提供给"实验型"外科医师。

2.考虑研究

发起研究项目是将新技术引入医疗系统的一个很好的方法。开发新手术可能需要在动物实验室（获得动物管理和使用委员会批准或类似批准）中对初步成果进行评估，随后进行全面的人体手术。具备机器人技术资源的动物实验室对于机器人手术实践非常重要。随着研究逐渐进入人体试验阶段，前瞻性随机研究成为首选，但可能较难建立。在新型治疗的早期阶段，简单的观察性研究也非常重要，因为它可以为后来的前瞻性研究奠定基础。

建立创新实践，除了可以收集数据以获得批准，还可以记录和分享临床结果。从新实践伊始就制订一个结构化的周密计划，将会简化后续的研究工作并提高质量。使用结构化模板的临床和手术记录对于后续的回顾性研究可能有益。此外，建立数据库并注册患者数据通常也不容忽视，这不仅需要具有很强的责任感，而且还需要获得伦理委员会的批准。在引入新技术的初期，内部审核对于外科医师获得反馈非常重要。最后，同行评审不仅对学术利益和自我提高有益，还有益于进一步开展手术实践。现如今，患者对外科医师的学术贡献都非常关注。

所以，医师应尽可能从国家、高校或其他中立资金机构获得资金，而不是从商业机构获得资金，以避免利益冲突。然而，使用开创性技术时，技术合作伙伴的支持与合作都有助于推动该领域的发展。在这些情况下，应明确声明所有的利益冲突。

3.患者护理认证

掌握技术和数据后，大多数国家仍限制医师对活体患者进行手术。如果借助导师或协会，那么医院通常需要直觉外科公司提供的在线证书、患者病案日志及协会主管/导师鉴定外科医师能力的信函。如果没有导师参与，那么大多数机构会要求医师在尝试新技术之前获得实验方案批准（见"考虑研究"部分）。然后允许外科医师对一组患者进行手术，并审查结果以评估获益与损害。一旦在一家机构获得认证，尤其是那些大型且信誉良好的机构，就可以用来支持周围其他医院开展工作。

4.建立网络和团队

如果已经获得了实践的资质和认证，下一步就是在社区和团队中建立信心。令人惊讶的是，在已建立的社区中，新发明的手术和新近加入的外科医师有时并不受欢迎，一方面可能是因为经验丰富的外科医师不希望有竞争；另一方面是因为辅助人员不希望学习新的操作规程。然而，与同事建立联系，促进积极的关系，尽量避免任何不满情绪是整形外科医师的责任。首先，要与目前在医院中使用机器人最多的科室取得联系，他们可能对机器的使用权限有一定的地域性要求。通常泌尿外科使用机器人最多，妇科、普通外科和耳鼻喉科次之，这不仅有助于外科医师获得批准，还有望建立转诊关系。例如，如果结肠直肠外科进行机器人辅助腹会阴联合切除术，那么进行机器人辅助会阴重建手术对患者也有好处。

接下来，建立与手术支持人员的关系也非常重要，即护士和技术人员。如果他们之前不熟悉该过程，那么就可能需要接受正式的培训，或者从常规进行机器人手术的其他科室"借调"。无论哪种方式，他们都需要知晓必要的设备和组织，这会花费额外的学习时间。在实际进行第一次手术之前，必须事先了解这一过程。如果设备技术代表愿意参与（对于新型手术可能不允许），那么其能够在设备、组织和解决问题方面提供有力的帮助。

5.宣传

一旦整形外科医师获得几个成功的案例，他就可以将结果宣传给当地社区，这可能既有助于招募新患者和接诊医师，又有助于向医院和社区证明这是一项有价值的投资。在大型机构中，只需要与媒体部门联系寻求帮助即可。他们通常可以提供本地机构的广播新闻或纸质/电子新闻，或利用他们与外部媒体的联系来进一步推广。如果没有组织的媒体部门，可能需要医师亲自联系当地的广播电台或新闻台，以引起他们的兴趣。尽管这一步骤并非不可或缺，但是对于推广新技术非常有益。

6.收支平衡

当然，在最初的几个案例中，预计会因手术时间较长而产生财务亏损，然而这种情况不能长期存在，因此有必要解决机器人手术实践的财务问题。在一个共享机器人的医院中，外科医师主要关注机器人器械、手术时间和工作人员。机器人器械的收费是按次计费，因此建议只在必要情况下才启用或安装特定的器械。然而，如果使用的器械过少会对外科医师造成不便，那么就会进一步增加手术时间和费用，这就涉及术前的良好规划。笔者通常会选择一把抓钳和一把电剪进行背阔肌的获取。如果需要进行血管结扎，则使用双极马里兰钳。偶尔可能需要使用血管夹，但也可以使用腹腔镜器械，而无须机器人器械来完成。总的来说，大部分机器人辅助整形外科手术不需要过多的器械数量。

下一个要考虑的问题是手术时间。机器人辅助手术具有陡峭的学习曲线，设置和对接机器人的时间通常是最大的障碍。在背阔肌皮瓣乳房重建术中，肌肉采集时间的平均值为1.5小时，范围为1.0~2.5小时，而传统开放手术技术仅需1小时[9]。随着经验的增长，设置时间似乎会减少。再次强调，术前的计划和团队的协调对于手术的顺利进行至关重要。

不幸的是，目前还没有专门适用于整形外科医师的额外机器人代码。如上所述，在美国可以尝试使用"额外复杂性"的-22修饰符，但不确定能否被保险公司接受。目前进行机器人辅助重建手术没有即时的经济激励，除非患者自愿支付额外费用。许多独立医师、医师团体或医疗人员与医院达成协议，当涉及某种形式的收入时一起分成。虽然考虑到机器人手术的技术费用较高，但是组织良好且知情的医师应该能够从手术的整体增加贡献中获得经济收益。

<h2 style="text-align:center">五、未来的挑战</h2>

除了培训、认证、研究、联网和财务组织带来的挑战，整形外科医师在从事机器人实践的过程中还可能会遇到大量障碍，包括诉讼、设备故障、竞争技术及其他无法预见的问题。因此，我们要在既有情况下持之以恒、与时俱进。

· 参考文献 ·

第十一章
一种新型显微外科机器人平台的开发

Hannah Teichmann, Marco Innocenti

一、显微外科机器人系统

众所周知，直觉外科公司的达芬奇机器人技术早已在腔镜手术领域广泛应用，并且Mako（机器人系统）、Mazor（美敦力机器人系统）和Zimmer Biomet（神经外科机器人系统）的产品在骨科、脊柱外科和脑外科领域也在发挥着作用，但迄今为止，机器人技术基本没有被触及整形外科。有一些先驱的外科医生，曾尝试在适应证之外使用达芬奇机器人以创新手术[9]。此处我们将重点探讨为什么现有的机器人技术不能完全满足整形外科医师的需求，尤其是显微重建手术，以及如何开发一个微型手术机器人平台来弥补这一技术差距。

在缺乏专用机器人平台的情况下，达芬奇机器人Xi手术系统已用于开放式显微外科手术，其中包括机器人辅助下的微血管吻合[18]。笔者建议使用精细的显微外科器械来处理9-0或更小的缝合线。2012年，Maire等发表的"在达芬奇机器人辅助下的足趾移植蹬指再造术"中指出[10]，由于达芬奇机器人系统缺乏专用的显微外科器械，因而导致手术时间增加。文献指出，虽然改进的遥控机械臂更符合人体工程学的要求，还能在主观感觉上提高术者术中操作的精度，但是在实际操作中，器械的运动精准度未能达到术者的要求，对于术中一些细节的呈现，机器人显示系统也没能达到显微镜下的效果[11]，并且使用达芬奇机器人进行显微外科手术，需要修改工作流程和手术室设置。因此，许多外科医师已经意识到，机器人系统在显微外科手术中具有很大的潜力，与传统人工手术机器人相比，其具有运动缩放、高精准度、震颤滤过的功能，并且在狭小的空间内机器人更有灵活性。为了进一步扩大机器人的优势，公司已经开展了一些相应的学术研究，并把一些原型产品推向了市场。近期，其他产品也将陆续推向市场，下面将介绍几种样品及其设计特点。

众所周知，外科手术或显微外科手术中的机器人组件包括多关节机械臂及手术器械。例如，NeuroArm是由卡尔加里大学（University of Calgary）的Garnette Sutherland教授专门为神经外科设计的磁共振引导下影像导航一体化手术系统，其中包括MRI图像采集系统和两个多关节机械臂，每个机械臂有三个垂直轴的旋转关节，每个关节末端具备高自由度的执行器，以便在狭小的多维空间内完成抓取动作[16]。

NeuroArm机器人和目前现有技术的解决方案，虽然具备了部分优势，但仍需要一个同时涉及多个独立运动的运动策略来提升操作的精准度。因为即使是手术器械在操作区域的小运动，也会导致难以控制的运动精度和在操作区域的巨大负担，这对外科医师来说是无法避免的。外科手术领域存在的障碍和缺乏专用的器械，是机器人显微外科解决方案的主要技术限制。事实上，大多数基于远程手术模式的手术机器人组件都是专门应用于微创手术领域或显微外科领域的，如腹腔镜或内镜手术，就像达芬奇机器人一样，其解剖尺寸为大型器械和机械臂提供了更多的耐受性。目前，达芬奇机器人已经安装了大约5582台，2019年在全球进行了约120万次操作（2019年直觉外科公司报告）。在内镜和腹腔镜的应用中，组件运动学旨在通过手术端口或开口的限制，优化手术器械进入手术区域的能力，这一举措需要多个活动自由度的协调。相比之下，在受手术显微镜视野限制的工作空间上，其他外科和显微外科应用于开放手术中时，仅需要对直接平移运动进行准确的运动学控制。

在进行有效缝合时，人类手腕运动和抓持功能需要有7个活动自由度，达芬奇机器人手术系统的腕关节器械（Endo Wrist）已通过该自由度的验证。这些主要手术姿势的执行，如组织牵拉和吻合口缝合，需要能将手术器械尖端定向在一个大的锥形空间方向上，并使器械绕其纵轴（转动）旋转，如用持针器的尖端引导针穿过组织，方式类似于人的手腕部及肘部的连接。因此，7个自由度关节可以被描述为三个直线运动，即倾斜、摇摆和抓持。

之前已描述了专门用于显微外科手术学而开发的远程操作机器人装配，如美国加利福尼亚州理工学院（Caltech）开发的机器人辅助显微外科手术[5]和埃因霍温大学（University of Eindhoven）开发的显微辅助手术系统（MUSA），以及随后衍生出的Microsure[3]。这些系统描述了外科器械尖端移动的运动学解决方案，该方案需要在一系列运动链中协调多个关节，但是这在视觉上影响了手术视野。连接器械尖端的关节与尖端本身的距离越远，这种影响就越明显。因此，当在有限的腔内时，如距离皮肤表面10 cm进行操作，这些显微外科系统就能提供器械尖端的有限移动和更精确定向。

机器人辅助显微外科系统（图11.1）是由美国国家航空航天局与MicroDexterity系统合作开发的，用于脑、眼、耳和鼻的显微外科手术。这是一个远程操作系统，其中两个机械臂由6个自由度组成，它们模拟具有3个旋转轴的肩-肘-腕系统，而外科医师使用的是具备运动学功能的精确复制品。机器人辅助显微外科平台是一个非常紧凑、多功能的概念，尽管它有一些潜在的优势，但从未被商业化，部分原因归结于一些基本限制：手术工具没有微型化，器械没有掌握足够精准的动作。该系统已在投入临床前进行了测试，在大鼠颈动脉上完成了端对端吻合，其操作时间是使用传统方法所需时间的2倍多[12, 15]。

MUSA是上文提到的一种"运动稳定器"机器人，来自埃因霍温大学。它将手动显微外科手术器械安装在有6个自由度的机械臂上，由安装在床旁的主器械驱动。同样，"稳手（steady-hand）"机器人最初由约翰霍普金斯大学（Johns Hopkins University，JHU）开发，目前由Galen机器人公司和约翰霍普金斯大学授权使用安装手动显微外科器械。

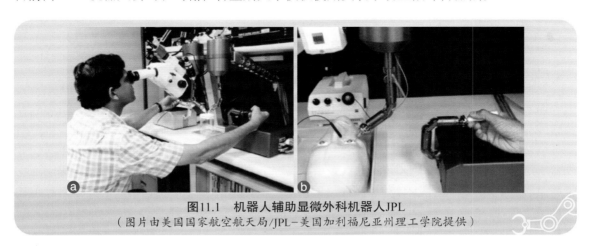

图11.1 机器人辅助显微外科机器人JPL
（图片由美国国家航空航天局/JPL-美国加利福尼亚州理工学院提供）

MUSA是一个遥控平台，外科医师使用主控器来驱动末端执行器。Galen机器人使用了一种专门设计的合作控制模式，通过增加外科医师运动的阻力来消除抖动。当前已使用Galen机器人在体外鸡大腿模型中进行吻合[6]。虽然机器人的使用改善了外科医师的颤抖，但是没有提供运动缩放，这可能是通过机器人提高显微外科手术精度的重要解决方案。

上述手术和显微外科手术机器人领域的创新实例，使我们可以将这些设备分类为协作（如Galen）、自主或半自主（如Mako、Mazor）、远程操控（如达芬奇、MUSA）。远程操作手术机器人系统可以提供远端腕关节器械（达芬奇）或非腕关节器械（MUSA）。机器人解决方案的类型、架构、仪器和操作原理是由临床应用驱动的，旨在减少误差、手术介入、消除震颤或精确操作，这些分类见图11.2。

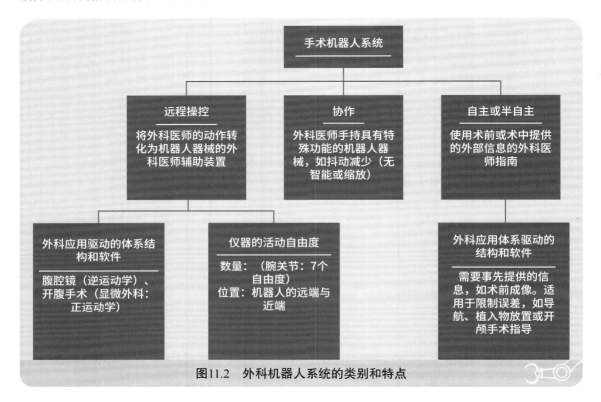

图11.2　外科机器人系统的类别和特点

二、显微外科手术机器人系统的用户需求和设计输入

由于显微外科的实践需要使用放大镜、光学显微镜或数字显微镜，因此这种实践需要外科医师具备很高的灵活性和丰富的经验，因为他们在生理颤动的极限下工作，因此要求在这些维度达到人类手运动的准确性。在将机器人的潜在优势应用于整形外科和显微外科时，必须要求这些手术是在开放的术野中进行的。其中的挑战不是关于术野的获取，而是关于运动精度、震颤和缩放。除了少数利用腹腔镜的潜力为整形外科带来最小创伤的创新手术，重建手术是应对现有缺陷的开放手术，虽然对手工的精确度要求很高，但是没有微创的要求[7, 14]。这些对运动精度、震颤和运动缩放的挑战定义了用户需求，因此需要设计出相应的解决方案。一个有效的显微外科机器人系统应提供更高的精度，如Willems所建议的那样，提高精度可能需要专用的仪器[18]。

上述尝试开发的用于显微外科手术的专用机器人器械，解决了机器人工具的问题，这可能会转变外科医师的手术观念。手术任务决定工具的选择，如达芬奇机器人手术系统为外科医师提供了手术入路和灵活性，因此机器人手术通常与入路改善和更小的侵入性密切相关。再如，由直觉外科公司开发的远端铰接式手术器械体现了其优势，即在器械尖端有小幅的运动，使外科医师在操作组织和缝合时更精确，而且不干扰周围组织，使器械远端的操作如同近端操作一样灵活。

更重要的是，在显微外科手术中，高精度和灵活性可能会消除生理震颤的影响，并减轻工作强度，这一要求可能通过积极的运动缩放和机器人器械的小型化满足，从而为手术缝合提供了适当的自由度。这种类型的解决方案也可以在移植手术、眼科手术或血管手术中找到潜在的应用。

实现这一技术差距的主要障碍是微型显微扭矩机器人手术器械的发展。显微外科手术需要对非常小的运动进行高运动缩放以减少震颤，同时仪器要提供高精度和灵活性。对于最理想的显微扭矩器械，在手术视野较小的情况下，显微镜下的视野不应超过手工显微器械的大小，以方便外科医师对解剖结构的观察。对显微外科手术来说，将显微扭矩的器械定标到合适的尺寸，其所面临的根本挑战在于高度不利的比例定律，该定律需要将尖端最大力、尖端刚度和精度与器械直径联系起来。

显然，我们需要一项创新工程来保持目前的仪器精度在2 mm或3 mm的仪器外径，这被认为是适合在显微镜下手术的仪器尺寸，并要求其与目前非腕部手动显微外科器械的尺寸相匹配。

目前，包括适合手术的关节装置在内的医疗器械已经上市，主要用于达芬奇机器人平台。例如，直觉外科公司的Endo Wrist是一种机器人手术器械，它包含一个远端关节装置，采用四根驱动电缆，能够提供3个自由度的运动，分别是倾斜、摇摆和抓持[2]。基于电缆的腕式结构手术器械技术解决方案限制了机器人关节装置的小型化，因为滑轮不能很好地实现小型化，而且零件之间产生的摩擦限制了可实现的定位精度。当一种工具的物理维度降低时，定位精度就会出现困难，这与表面力的增加有关，如摩擦力，其成为压倒体积力的主要力量。这就需要采取使摩擦力最小的解决方案，同时将力学的运动损失减到最小。铰接装置定位精度的降低是铰接进一步小型化的根本技术障碍。此外，使用已知的制造方法，如注射成型和机械加工，形成一个腕式结构外科器械的机械部件很难将其缩小到直径5 mm以下，并且容易有几个机械薄弱部位。由于这个原因，目前腹腔镜器械的轴径或外径在5~9 mm，其中只有外径为9 mm的器械才有真正的万向腕式结构，而且其旋转是绕着一个轴进行的。

如US-2003-0036748-A1中所描述的，已经通过直觉外科公司进行了对Endo Wrist器械小型化改进的尝试，US-2003-0036748-A1公开了一种适合将手术器械的直径减小到5.1 mm的解决方案[4]，这种仪器有预见地使用了一系列椎体磁盘，增加了一些灵活性。然而，器械椎体的弯曲会导致腕部结构向外"肘曲"。因此，需要我们在尺寸和灵活性之间进行权衡，这在以前的机器人仪器小型化的尝试中已经做到了。在小儿腭裂修复的整形手术场景中使用这两种类型的器械强调了上述权衡，并强调了机器人整形手术需要一个真正的小型化框架腕[11]。这项研究比较了使用腭裂模拟器使用5 mm外径器械的Si系统和使用9 mm外径器械的Xi系统的性能，主要用器械–器械碰撞和器械–解剖碰撞的频率来评估性能。结果显示，尽管Xi系统的直径更大，但是其手腕关节的性能优于Si系统的"椎体"设计。结果还显示，直径较大的仪器，视野会受到更多限制。

这些结果提示，在整形外科的实践应用中，器械的灵活性和尺寸十分重要，这代表了由于解剖结构的大小和解剖位置造成的限制。外科医师可能会遇到神经或血管嵌入周围组织的情况，如在腹壁下动脉穿支皮瓣乳房重建中，腋下通路需要吻合血管至胸背动脉，肋间通路则到内乳动脉。这种情况下，一个不在器械尖端的关节可能会与周围组织发生碰撞并造成潜在的创伤。此外，9 mm外径的仪器会干扰周围工作空间的可视化，外科医师需要考虑超出器械尖端接触点的因素，因为在更高的光学放大倍数（15倍）下，手术显微镜的典型工作视野范围仅有10 mm左右或更小。

连接或铰接设备小型化的另一个阻碍是以合理的工艺成本制造和组装具有足够精度的三维微机械部件。即使在缝合"软组织"（如微动脉、静脉和神经）时，在亚毫米大小的装置中，要在尖端产生相对较高的力也是非常具有挑战性的。事实上，为了牢固地抓住针头并推动针尖穿过组织，即使使用9-0或更小的缝合线，也需要几百克的力。

鉴于上述手术机器人接口及其末端执行器的技术水平，因此迫切需要一种手术机器人组件，其能够在不影响精度的情况下，使用简单的驱动方法就能在小的手术工作空间内执行精确的运动，并控制可扭转的医疗器械。

自2000年直觉外科公司推出机器人产品以来，消除震颤和运动比例的标准、Endo Wrist灵活性的增强，推动了用于显微外科手术专用外科机器人平台的开发（Symani，MMI SpA）。这种产品要求赋予微型腕式器械高度的灵活性，达到在几十微米范围内的运动精度，并且消除震颤，可适合外科医师在高达40倍的视觉放大下工作的极端缩放。此外，外科医师必须有能力根据解剖结构、放大倍数和缝合线的大小，在缩放比例之间进行切换，并具有完成学习曲线的自我素养。

虽然相关科室的手术间不固定，但是显微外科手术机器人可在任意手术间之间推动，而且显微外科器械可由许多外科和专科共同使用，还可以保证各专业手术之间的技术共享。显微外科手术机器人平台的终端用户适应证驱动了一个由外科医师控制的移动平台，该平台配备了适合于显微外科手术的扭矩机器人器械，并具有适当的尖端力和握力能力来处理8-0到12-0间的缝合线。如果能够满足这些用户需求，那么机器人将会被重新定义，其不再只是能够访问的工具，而是能够克服认知障碍（围绕腹腔镜端口所代表支点的倒置运动）、实现超越手动能力的高精度驱动工具。无论是从末端执行器器械的角度，还是从平台设计的角度来看，目前市售的机器人在满足显微外科医师的需求方面都存在技术差距。

这种手术器械的设计和制造以及符合这些标准的机器人平台，已经在显微外科机器人中得到了创新，其器械的外径已经降至3 mm。

腕式结构显微仪器位于3 mm外径轴的尖端，闭合颌尖的直径为0.3 mm，与手工显微仪器相当。该仪器的运动学基于人体手和腕部的解剖结构，具有6个位置和方向自由度，一个抓取自由度。已知100 μm范围内的生理性震颤，通过将手术活动量缩小20倍，实现10 μm范围内的定位精度和1°的运动步长，就能显著减少震颤[13]。显微器械包括基本的显微外科器械，如扩张器和针架，适用于处理8-0到12-0缝线（图11.3），这些器械可通过无菌屏障下游的点击系统进行更换。此外，微型器械安装在12～15 cm的柄上有助于经特殊通道进入器械（如口腔内手术，腋窝、肋间或其他深/远吻合术）。

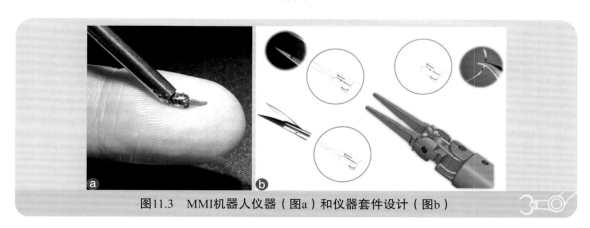

图11.3　MMI机器人仪器（图a）和仪器套件设计（图b）

这些显微外科手术器械安装在一个宏观定位器臂上，该臂被放置在手术野上方的光学或数字显微镜下（图11.4）。与腹腔镜机器人不同的是，腹腔镜机器人有多个独立放置的器械，由于这些器械由单臂承载，因此可以相互自动放置，使它们在目标解剖结构上相遇，这就减轻了操作者放置两个独立机械臂和器械的负担。该机器人平台独立于视觉系统，并且可以与焦距为25 cm及以上的任何放大系统相结合，从而为插入宏观定位器臂留出空间。宏观定位器臂的主体部分由一辆小车承载，小车可以与显微镜同时被抬到床边，并允许在手术室内部和手术室之间轻松移动（图11.4）。

使用光学手术显微镜时，外科医师主要通过目镜观察移动主器械，以此驱动机器人显微器械。这种情况下，外科医师在无菌领域内工作，以与传统手动显微外科手术相同的位置和相似的姿势进行手术。出于安全或其他因素考虑，医师可以通过手动拆卸宏定位器来实现手动和机器人操作模式之间的切换。一般来说，即使是专业的操作员，也需要通过长期培训才能掌握远程操作系统中的指令设备。事实上，已知的主器械的学习曲线很长，部分原因是它们被机械地固定在运动记录站，这必然会限制外科医师的使用。因此，已知的主器械在本质上可能无法复制传统开放手术器械的功能，并且缺乏在三维空间中进行大范围的线性和角度运动的能力，这就造成术者在学习器械响应主输入的行为方面存在限制。

现在，人们已经想出了减少这种限制的方法。例如，由直觉外科公司开发的主控制系统（在US-8521331-B2，参考文献[8]中描述）公开了外科医师佩戴于手指的主控制器。外科医师利用集成在命令设备（控制台）中的显示设备，就可以解决这一问题。这一解决方案从人体工程学的角度来看是有利的，但是在熟练操作指令设备（不是我们熟悉的开放式手术器械）之前，并不能解决需要进行长期培训的问题。这进一步推动了手持式主设备的发展，该设备可以模仿手工手术器械的形状、大小、触觉特性和外科医师的操作方法（图11.4）。

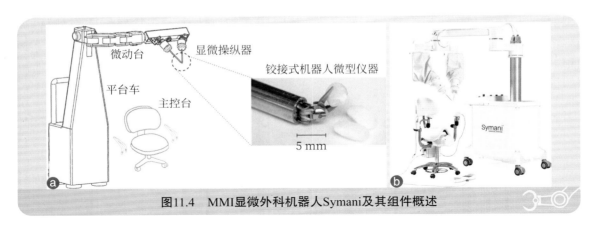

图11.4　MMI显微外科机器人Symani及其组件概述

目前，许多数字光学系统正在向市场推出，如Zeiss Kinevo、Olympus Orbeye、Storz Vitom和Novartis TruVision，这些系统都有可能与Symani兼容。

如今，Symani在临床前和临床中均有应用（图11.5）。临床前应用表明，手工吻合技术（Marco Innocenti、BBM、WSLS[19]）具有相当的安全性和有效性，但是临床应用改变了这一观点。有学者在创伤后和肿瘤后重建中成功进行了游离组织移植，包括使用穿支皮瓣，该技术已在动物模型和临床应用中被证明是有效的淋巴管和血管吻合方式，它可以根据扩张、搏动和动态结构（动脉吻合）进行调整，并能适应不同直径的血管吻合或端侧缝合，保持了手工技术的多功能性。

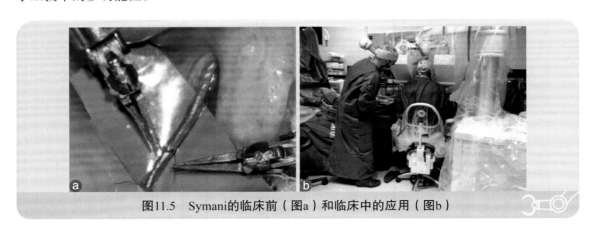

图11.5　Symani的临床前（图a）和临床中的应用（图b）

这项使用放大技术进行开放手术的技术被认为是正在开发的一波新型手术机器人的一部分，这些正在开发的机器人，将会把机器人技术扩展到更多的外科专业，而不仅仅是腹腔镜检查[17]。机械和电子元件的小型化使新一代的轻量化平台成为可能，也为机器人技术和这些专业的新手术开辟了新领域。

本章描述的系统满足了以显微外科手术为代表的手动挑战所驱动的用户需求，特别是由微型腕式结构机器人器械通过改进运动缩放和震颤减少所带来的运动精度。通过提供更高的精度和促进显微外科手术的实践，机器人技术为克服重建领域的治疗不足、改善临床结局和实现新的程序做出了重大贡献。

· 参考文献 ·

第十二章
开放式（超级）显微外科专用机器人系统

Ghufran Alshaikh, Rutger M. Schols, Joost A. G. N. Wolfs

Raimondo Cau, Tom J. M. van Mulken

一、简介

显微外科被认为是技术要求最高的外科学科之一[1]。要进行显微外科手术，丰富的经验及出色的外科技术均不可或缺。在显微外科手术中，准确性对手术的质量和结局至关重要，由于这一手术技术受到人类能力的限制，因此是机器人应用的一个主要领域。

机器人平台在显微外科领域有着潜在的优势，其能够过滤生理震颤，允许运动缩放（将大幅度的运动转换为亚毫米的运动），从而提高手术精度。机器人平台还可以在更小的空间中更好地操作器械，而这些空间由于其极具挑战性而难以可视化。此外，机器人辅助可以通过为用户（外科医师）提供更高的灵活性，从而减少与人类疲劳相关的问题[2-3]。

本章概述了流行的机器人平台，阐述了机器人显微外科应用于各种外科学科的案例。一种新的机器人平台被提出，这是笔者所在机构（MUSA，Microsure B.V.，荷兰）专门为显微外科手术设计的。本文将介绍机器人显微外科手术平台的研究现状，并提出机器人显微外科手术的未来发展方向。

二、机器人平台

达芬奇机器人手术系统（直觉外科公司）是目前最常用的由美国食品药物监督管理局批准的机器人手术系统。虽然它最初是为心脏和腹腔镜应用而设计的，但其在显微外科手术解剖可及性方面的潜在优势，一直是人们感兴趣的领域。该系统可提供震颤过滤、可伸缩运动、三维可视化和6个自由度。新型辅助显微外科手术工具的使用，扩大了达芬奇机器人平台在整形外科、耳鼻喉科、神经外科、眼科、泌尿外科等重建显微外科领域的应用[4-7]。

宙斯系统最初也是为微创手术设计的，该系统获得了美国食品药物监督管理局的批准，但后来被市场淘汰，转而支持达芬奇机器人平台。研究表明，宙斯系统能够对大鼠股动脉进行微血管吻合术。外科医师应用宙斯系统成功进行了端端吻合，并做到了震颤的最小化[8]。

目前，这些机器人平台已被引入医学领域，并为普通外科的广泛应用提供了新的可能性。然而，这些系统都不是专门执行显微外科手术的，因此缺乏真正的显微外科手术机器人。为此，研究人员为显微外科手术设计了新的机器人平台。

2006年，荷兰马斯特里赫特大学医学中心（Maastricht University Medical Center）的显微外科医师使用达芬奇机器人手术系统进行了首次机器人辅助的显微血管吻合重建手术，并提出了一些见解。他们认为，机器人辅助的端端微血管吻合术在临床环境中是可行的，可以实现震颤的最小化[9]。尽管达芬奇机器人手术系统在许多外科专业的内窥镜手术中有着巨大的潜在优势，但是显微外科医师认为该系统用于显微外科手术也有明显的局限性：①系统的光学和放大倍数受到限制；②与显微外科手术中应用的精细组织和缝合材料相比，该设备的器械偏大而有力；③一次性使用的成本高昂，相对复杂的操作设置是不利于临床使用的。

另一方面，显微外科医师仍然相信机器人辅助显微外科手术的潜力，这促使他们继续寻求多学科合作，以进一步发展机器人辅助显微外科手术。

三、新型显微外科机器人平台

2007年，马斯特里赫特大学医学中心的显微外科医师和荷兰埃因霍温技术大学（Technical

University of Eindhoven）的技术工程师发起了一项长期合作，主要目标是通过开发新型机器人平台来克服现有机器人平台的局限性，特别是显微外科手术。

这个平台涉及一个与当前操作技术、显微镜、微型仪器有关的兼容通用解决方案。该平台为开放式（超）显微外科手术的高精度而设计的，设计过程着重于这几个方面：最大的手术精度、安全性、易用性、成本效率、与现有显微外科仪器和显微镜的兼容性，以及尽量配合现有的手术室设置和工作流程。

2014年，这种新型显微外科手术机器人平台的第一个原型，即所谓的MSR Gen-1（Microsure，荷兰）诞生了。该设备包括四个主要部分：吊环、主操纵器、从操纵器、脚踏板，主要通过震颤过滤和运动缩放帮助显微外科医师提高操作精度和改善手眼协调问题。

当外科医师控制类似于钳子的操纵器（主操纵器）时，平台就能实时地将外科医师的动作复制到设备所持有的微型仪器上（从操纵器）。操纵杆可以安装在手术台上，机械辅助臂被安装在一个吊环上，吊环可以放置在术野和手术显微镜之间，也可以固定在手术台上。最多可以同时使用四个机械手臂，当设置完成后，一个或两个外科医师可以通过主操纵器共同控制它们。图12.1和图12.2说明MSR的不同组成部分和功能。

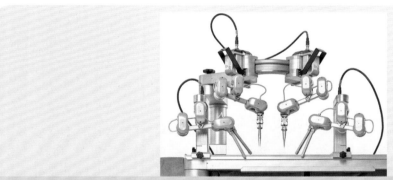

图12.1　Microsure的显微辅助手术系统机器人第一代显微外科手术机器人平台

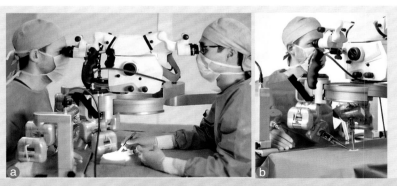

图12.2　Microsure的显微外科机器人在实验室环境下的操作设置
（经欧洲整形外科杂志许可[11]）

　　该仪器的加速度和接触力被故意减到最小，并且能使用脚踏板实时改变运动缩放设置，这就具备了在非常缓慢的精确运动和更快的较大运动之间切换的可能性。

　　由于该系统的体积和重量都很小，不占用太多空间，因此外科医师和其他工作人员可以坐在离患者很近的地方操作，方便他们直接看到患者和手术部位。此外，也不需要更改手术室原有的设置，节省了成本和时间。即使在设备故障的情况下，外科医师也能迅速转换为手动继续手术。这个特点使得混合操作成为一个简单的选择：当通过显微镜观察时，部分操作可以手动进行；当需要高精度时，可以结合机器人系统。该系统还可以与当前或未来的任何摄像系统相结合，使得远程手术与3D和虚拟现实技术的结合成为可能。

　　1.临床前经验

　　一些临床前的研究评估了MSR Gen-1原型的性能。图12.3显示了本研究中MSR Gen-1的设置。一项关于吻合2 mm直径硅胶管的研究，比较了不同专业水平的外科医师在机器人辅助下及常规微型吻合的情况。该研究证实了机器人平台进行端端微血管吻合的可行性，结果发现，在进行机器人辅助下和常规的微血管吻合时，前10例吻合所需的时间较长。然而，机器人的时间和质量得分有一个非常陡峭的学习曲线[10]。在对大鼠进行腹主动脉和股动脉显微外科端端吻合的动物研究中，进一步证实了显微外科吻合术和明显的学习曲线[11-12]。

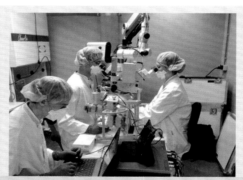

图12.3　使用Microsure的显微外科机器人的第一个原型进行临床前动物研究
（经欧洲整形外科杂志许可[11]）

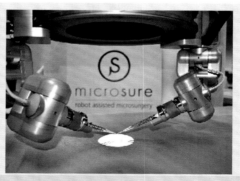

图12.4　Microsure的显微辅助手术系统机器人手持超级显微外科手术器械

2.首台商用显微外科机器人：显微辅助手术系统

通过整合显微外科医师的反馈，并从临床前试验中总结经验教训，一个名为MUSA的第二代机器人平台应运而生，该设备在灭菌、硬件维护、性能和可靠性方面得到了改进。此外，系统快速安装和拆卸方面也得到了提高，还扩大了可与设备结合使用的（超级）显微外科手术器械的范围（图12.4）。2019年，Microsure的MUSA机器人完成CE认证，成为第一个用于显微外科手术的商用机器人平台（Microsure B.V.，荷兰）。

3.首台人类机器人辅助的（超级）显微外科手术

一项随机对照临床研究比较了机器人辅助LVA和手动LVA用于早期乳腺癌相关淋巴水肿患者的情况。2017年9月1日，马斯特里赫特大学医学中心的显微外科医师使用Microsure的MUSA进行了首次临床超显微外科手术干预，图12.5显示了手术中机器人的摆放。该设备用于对乳腺癌相关淋巴水肿患者上肢约0.3 mm的淋巴管进行LVA。术后3个月的评估证实使用显微辅助手术系统完成超显微外科手术吻合是可行的。作者报道了患者在主诉、生活质量和手臂活动度方面的改善情况。以往机器人辅助LVA组的吻合时间较长，然而在本试验中手术所用时间却急剧下降[13]。该临床试验完成后将发布长期结果。

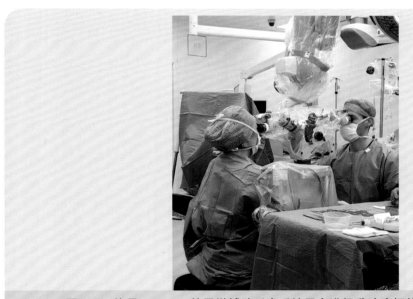

图12.5 使用Microsure的显微辅助手术系统平台进行乳腺癌相关淋巴水肿患者的机器人辅助淋巴–静脉吻合

四、其他新型机器人平台

随着一些企业和医疗保健提供商持续创新，机器人辅助医疗在患者医疗保健中的应用持续增长。这是一个比较活跃和不断增长的研究领域，需要在关键问题上不断克服困难。据报道，一些其他的机器人平台已经应用于显微外科手术。第11章还介绍了一个基于达芬奇机器人技术的新平台案例，该平台是笔者所在领域的同事开发的。

表12.1概述了已知的机器人平台及其目前正在探索的外科应用。尽管它们具有公认的优势，但外科医师的接受度是这些新平台面临的最大挑战之一。

表12.1　目前正在开发的显微外科手术机器人平台概述

平台（参考）	机构	探索显微外科应用
Microsure的显微辅助手术系统[a][14]	Microsure B.V. Eindhoven，荷兰	显微外科重建（如淋巴管–静脉吻合）
SPORT[15]	Titan医疗公司，加拿大安大略省，多伦多	尚未探索
RobOtol[16]		耳科（镫骨切开术）
Eye Robot（version2）[17]	美国约翰斯·霍普金斯大学	眼科（玻璃体视网膜外科）
Preceyesa[18]	Preceyes B.V. Eindhoven，荷兰	眼科
Robotic retinal surgery[19]	比利时鲁汶大学	眼科
Micron[20]	美国匹兹堡卡内基梅隆大学	眼科：膜剥离（视网膜外科）
Smart surgical drill[21]	英国布鲁内尔大学	耳科
Miniature Robot[22]	瑞士伯尔尼大学	耳科
Bone attached robot[23]	美国范德比尔特大学	耳科
μRALP[24]	Istituto Italiano di Tecnologia，意大利	喉科
REMS[25]	Galen机器人公司，加利福尼亚州森尼韦尔市	显微喉音外科
NeuroArm[26]	加拿大卡尔加里大学	神经外科
MMIa[27]	MMI Srl（意大利比萨）	显微外科重建
RVRMS[28]	温州医科大学附属眼视光医院	眼科
IRISS[29]	美国加利福尼亚州大学洛杉矶分校	眼科
达芬奇[a][6-7, 27, 30]	直觉外科公司（加利福尼亚州森尼韦尔市）	显微外科重建，血管吻合
Aesop[31]	计算机运动公司（Santa Barbara），加利福尼亚州圣巴巴拉	显微外科重建，椎弓根采集
机器人辅助显微外科[32]	喷气推进实验室（美国航空航天局，加利福尼亚州帕萨迪纳市）	重建显微外科，临床前
Endo Wrist[33]	直觉外科公司	泌尿外科学

注：[a]通过欧盟标准。

五、机器人显微外科应用

现代显微外科手术需要使用高倍放大、精细的仪器和显微外科技术[34]。目前，达芬奇机器人是世界上应用最广泛的机器人。由于其设计主要用于一般内窥镜手术程序，因此该系统对显微外科手术程序显现出了一些限制。然而，正如本书前10章所述，使用达芬奇机器人手术系统的显微外科应用正在日益被探索，这些努力的结果不仅有助于建立机器人在显微外科手术中有益的临床证据，还增加了显微外科医师对机器人系统的兴趣。这反过来又产生了积极的反馈，将研究范围扩大到其他外科领域的显微外科应用。下面是机器人辅助的概述。

1.心脏手术

机器人辅助微血管手术于1998年由Loulmet等首次引入心脏外科，在此之前，他们使用达芬奇机器人手术系统[35]进行了第一次临床计算机增强的心脏停搏冠状动脉搭桥手术。几个月后，Reichenspurner等使用Zeus系统（Computer Motion，美国加利福尼亚州戈利塔）[36]重复了类似的程序。1999年，Boyd等使用美国达芬奇机器人手术系统[37]对猪心脏模型进行了内窥镜冠状动脉吻合。同年，本组还成功实施了使用宙斯系统[38]的全内窥镜心脏搭桥手术。

2.经口外科及耳鼻喉科

使用达芬奇机器人手术系统的经口机器人手术已经在犬[39]模型的声门显微外科手术中应用，该系统主要用于[40]尸体模型咽和喉的显微解剖。Ghanem等[4]描述了使用达芬奇机器人经口切除4例患者口咽的情况。在耳鼻喉科研究新的基于机器人的显微外科手术，以协助进行中耳显微外科手术，如镫骨切开术[41]。

3.眼科

在眼科显微外科中，机器人辅助的应用不像其他专业发展得那么快，这很可能是达芬奇机器人手术系统中相对较大的仪器缺乏精细和专为眼部显微外科手术设计的结果[42]。然而，机器人辅助已经在活体羊膜移植和翼状胬肉手术中得到证实[43]。此外，在实验案例[42]中，机器人辅助穿透性角膜移植也证明使用新的达芬奇机器人手术系统是可行的。目前，一种新型的用于眼内窥镜手术的机器人平台（preeyes B.V.，荷兰）正在临床评估中[44]。与人工眼内机器人手术相比，Preceye机器人出现黄斑视网膜出血和眼内器械运动较少，但平均手术时间比手动方法更长[18]。

4.神经外科

有研究报道了机器人辅助在神经外科手术中的应用，包括臂丛神经修复和交感神经链修复治疗霍纳综合征[2, 6, 45]。

5.泌尿外科

机器人辅助已被广泛用于解决技术上具有挑战性的泌尿系统手术，如输精管结扎逆转术[46]。此外，这些技术在男性不育手术中也逐渐普及，如血管-血管吻合术和血管附睾吻合术[33, 47]。其他常见的男性显微外科手术技术和结果在文献[48]中也有报道，如精索去神经和睾丸精子提取。

6.整形和重建显微外科

2005年，有人尝试使用达芬奇机器人手术系统在猪游离皮瓣模型[49]中进行机器人辅助的微血管吻合。2006年，Van der Hulst等使用该器械成功地对保留肌肉的游离腹直肌肌皮瓣进行了动脉吻合[9]。2010年，Selber报道了通过达芬奇机器人手术系统，利用前臂桡侧、大腿前外侧皮瓣和面部动脉黏膜瓣进行了口咽缺损重建术[50]。Maire等描述了机器人辅助游离趾髓移植[7]。还有一篇文献详细介绍了机器人辅助背阔肌组织瓣获取的系列案例[51]。后来有更多文献[51-53]报道了腹直肌和腹壁下动脉穿支-皮瓣的摘取术，本书第2、第4和第5章对此进行了详细描述。

7.超级显微外科

2010年，重建显微外科学会对超显微外科的概念界定为直径<0.8 mm管腔血管的显微神经血管吻合技术[54]。超显微外科手术的主要应用之一是通过LVA重新建立淋巴引流以治疗淋巴水肿。LVA包括在淋巴管（0.3 ~ 0.5 mm直径）和皮下小静脉（0.3 ~ 0.6 mm直径）之间建立多个通道[55]。

在马斯特里赫特大学医学中心，使用Microsure的MUSA机器人平台开始了首个临床试验[13]，以评估机器人辅助LVA在乳腺癌相关淋巴水肿患者中的应用。本研究的长期结果将会在未来公开发表。

六、未来方向的讨论

未来的研究应集中在对现有机器人系统的进一步改进和针对特定适应证的新型机器人平台的研发。软件和机电一体化技术的进步，使得外科医师能够进行机器人辅助的显微外科手术，并不断提高手术的精度，使新的手术成为可能。多种技术因素将决定这场（显微）外科手术革命的未来。

缺乏触觉反馈常被认为是机器人手术的缺点。在显微外科手术中，即使没有真正的触觉反馈，视觉线索也可以用来模拟触觉反馈的感知。在机器人辅助显微外科手术中缺乏这一特征，与微针断裂、打结时缝线断裂和组织撕裂有关。在超显微外科手术中，触觉反馈的发展和结合，将使外科医师能够感觉到非常小的力的发生。由于目前的手工超显微外科手术缺乏触觉反馈，这一理论上的进步很可能会提高手术精度、改善组织处理和患者的预后。

尽管2001年"林德伯格行动"已经证明机器人远程手术在普通外科手术中是可行的，但其在目前的日常医疗活动中仍未实现。外科医师在与患者地理位置不同的情况下进行显微外科手术，可能会在未来的显微外科手术中成为常见的实践。没有任何延迟的可靠连接对于安全执行远程操作至关重要。Zhang等设计了一种机器人用于研究和训练机器人辅助显微外科手术，它具有不同的远程手术接口。同时，该机器人还提出了一种将位置和速度映射相结合的新型混合远程接口，从而提高了整体控制效率[56]。

显微外科器械的设计应特别满足外科医师在尺寸和关节程度方面的需要。一些显微外科手术需要特定的显微器械来到达解剖困难的区域，如在口咽肿瘤切除后重建或精细的眼科手术中。微型多普勒探头和水力喷射解剖器等新仪器的引入，将会进一步发展和增强外科医师的能力。在仪器中加入生物传感器，可以在未来的（超级）显微外科手术中提供操作指引，也可能在显微视野上对恶性肿瘤进行早期干预。

在显微外科手术中，手术部位的最佳可视化是至关重要的。3D成像、高分辨率立体定向操作、光谱成像和实时导航系统等新型成像方式的开发和整合，在持续改进显微外科手术流程中极具前景。随着技术的不断发展，成像工具也可能得到改进。术中可视化模式的实现，如近红外荧光成像可以促进术中实时解剖导航，并有助于关键决策[57]。

将术中图像引导纳入外科医师的控制台，还可以通过提供额外的视觉提示来弥补触觉反馈的不足，从而帮助医师提高手术疗效。围手术期应用吲哚菁绿荧光技术被认为在评估吻合质量、监测血流和组织灌注方面具有潜在的优势，据此可以预测重建显微外科手术的结果[58]。

在显微外科手术中使用机器人设备的优点是任何运动和力都可以被记录下来，这些数据会提供显微外科训练和标准化手术的结果，从而提高医师的手术技术。显微外科技能的评估，传统上是由那些训练有素的外科医师通过主观观察进行的，但这种方法最终可能会被客观的标准化评估方法所取代。大数据池的测量参数，如完成时间、路径长度、深度感知、速度、平滑度、效率、双手灵巧度和测量的力量，均可用于提高培训和临床护理中的手术技能，如果将其形成有效、客观的显微外科培训方案，就可以用来培养显微外科专家。认知外科手术机器人是机器人世界的一个新趋势，它指的是具有认知技能和自我学习能力的智能机器人系统。这种系统得到了外科数据科学的支持，被称为大数据分析。它可以实现半自动化手术，帮助外科医师改进他们的手术程序。

外科医师对提高手术质量和效率的兴趣不仅局限于手术台上，还包括积累术前和术后的经验，对患者和手术团队同样如此。在线手术数据与机器人注册、校准和运动学数据的结合，将成为医学领域的游戏规则改变者。广泛的研究表明，术前、术中和术后收集的手术数据可以准确预测并发症并支持手术决策，以此减少出现并发症患者的住院费用。

自动化也被认为是改进手术工作流程的一种潜在工具，因为手工操作可能比较耗时，而且不能为外科医师提供有效学习和提高技术的直接反馈。笔者希望在不久的将来，能够看到半自动化的显微外科手术。

七、结论

本章概述了机器人显微外科手术平台及其临床应用。大多数可用的机器人系统并不是专门为显微外科手术设计的，因此缺乏这种精细手术的具体要求。荷兰的显微外科医师和技术工程师进行了独特的合作，创建了一个专门为开放显微外科和超级显微外科设计的平台（MUSA，Microsure，荷兰）。

首个显微外科手术机器人平台的进化过程已被报道，目前正在临床研究中进行测试。机器人技术将把显微外科手术带到一个更高的水平，提高质量、实现新的治疗方式将成为可能。机器人技术的新发展有望通过精度、触觉反馈、远程手术、图像引导和机器学习等手段改善显微外科手术的结果。在这个显微外科的新时代，智慧、数据和技术的共享可以创造巨大的可能性。

· 参考文献 ·